かたやま けん

# 自然な姿勢の斉《ととの》えかた

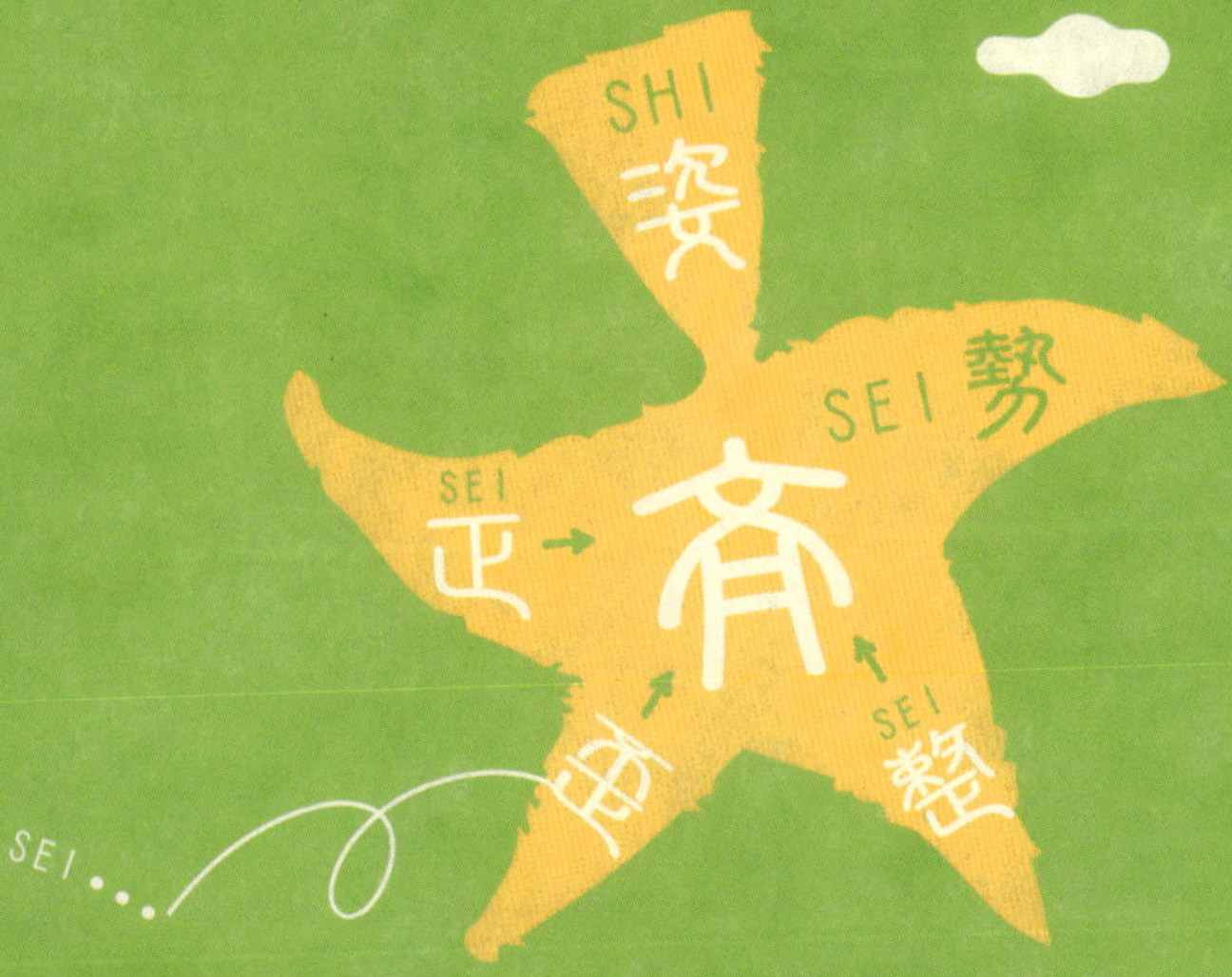


"Balanced Balance" clearly expresses nature's way.

かたやま けん

# 自然な姿勢の斉《ととの》えかた

流れる雲のような・
自由で
ここちよい
動き・・・

# もくじ

05 自分律（じぶんりつ） 34
自然律と共鳴する自分の中のリズムやルール
06 自分感（じぶんかん） 36
自然観の三を自分の内に感じとる
☆コラム② 逆さにつながる植物と人間 38

四章 姿然を還じる三つの言葉 39

07 対現消（ついげんしょう） 40
互いが互いを生みだす
08 流転（るてん） 42
互いは流れ移りゆく
09 加減（かげん） 44
互いにバランスを図りあう
☆コラム③ 姿勢の語源と姿斉 46

五章 姿斉を覚じる三つの言葉 47

10 くつろぎ反応 48
何気ないしぐさや動きぐせが、姿勢を斉えようとしている
11 痛み（症） 50
痛みは、命のブレーキ、赤信号
12 姿斉（しさい） 52
整／正／歪のはざまをゆらげば姿勢はおのずと斉う

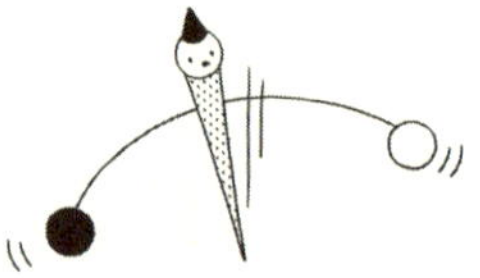

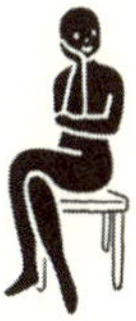

## 七章　痛みに応じる　姿斉の実際②　93

22「五十肩」で姿斉する　94
肩が痛くて挙がらないのではなく、いま挙げると肩が壊れるから痛んでくれている

23「腰痛」で姿斉する　98
腰が痛くて伸びないのではなく、いま伸ばすと腰が壊れるから痛んでくれている

24「寝違い」で姿斉する　102
首が痛くて回らないのではなく、いま回すと首が壊れるから痛んでくれている

●コラム⑥　中毒　106

## 八章　症に応じる　姿斉の実際③　107

25 腰痛など　108
腰痛は腰の使い方の再教育

26 肩痛など　112
挙げて痛む肩を挙げるのは、ブレーキをかけながら赤信号を進む行為に等しい

27 頭痛など　116
頭痛が頭の異常な傾きを知らせてくれている

28 股関節痛など　120
体を支えながら動きまわるのは重労働

29 膝痛など　124
膝にたまる水は膝を守ってくれている

30 側わん症など　128
原因が除かれるまで背骨は曲がってくれている


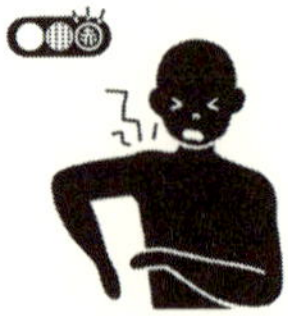

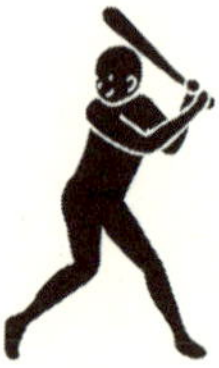

49 ストレッチングで痛めるカラダ／ココロ …… 168
伸びるだけなどありえません

50 症と病をまぜこぜにするカラダ／ココロ …… 170
警報と結末のちがいに気づけない自分（ワタシ）

51 止むカタダ　病むココロ …… 173
ゆらめく生、流れる命

52 間がだいじなカラダ／ココロ …… 174
「まぬけ」や「まじめ」を間ちがう自分（ワタシ）

53 カラダの内は外のココロ …… 176
内も外もずっとつながっています

☆コラム⑩　身障者の方々に対する配慮 …… 178

十二章　素的なココロ／カラダ …… 179

54 分らないココロ／カラダ …… 180
わかりすぎて、迷い、悩む自分（ワタシ）

55 明らめるココロ／カラダ …… 182
あきらめないと、探し物は見つけにくい

56 正しいココロ／カラダ …… 184
「正」は、一に止めると書いています

57 欲というココロ／カラダ …… 188
谷が欠けた山などありえません

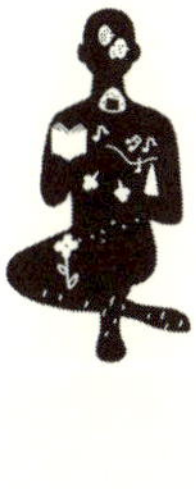

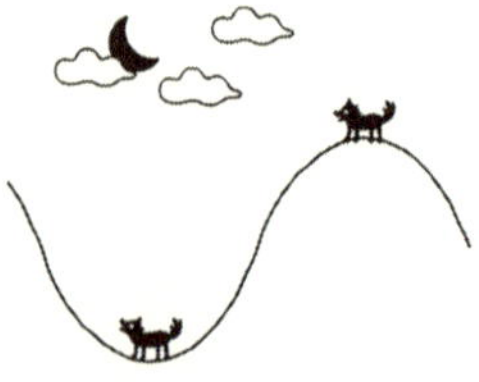

# プロローグ

はじまり
はじまり

自然はつながり続けています
○×やオンオフで区切ることはできません
自然はその時々において移ろいます
断見的なマニュアルで括ることなどできません
自然はないものをねだります
ただし、過不足のない、ほどよい加減のないものねだりです
自然は多すぎを嫌います
すでにあるものを更に求めるとバランスを崩します
自然は少なすぎを嫌います
いま足りないものの補給をおこたるとバランスを崩します
そして自分(ワタシ)は、そんな自然とつながり続けています

のどが渇くと水がおいしいのです
腹がへると飯がおいしいのです
不安なことは考えれば不安になります
痛む動きを行えばさらに痛みます

どれもがみんな当たり前です
それが自然であるからです

ところが頭ばかりが先行すると
健康法と称しては、のどが渇かなくても水を飲みます
健康に悪いからと、腹が減らなくても飯を食べます
不安なことばかり考えて不安を深めます
治療と称して痛む方向に動かします
とても不思議です

年齢、性別、性格、体格、体力、知力、性力、財力
学歴、病歴、宗教、国籍、嗜好、思考、様態、病態

人のカラダやココロの中は、だれもがみんな違います
それが自然であるからです

どこかの誰かが考えた
痴識《ちしき》を知識と取りちがえ、痴恵《ちえ》を知恵と頼りにし
自ら枠にはまり込み、自ら迷路に迷い込み
頭を抱えるその前に

非自然なことはやめにして、自分の感覚を重んじて
過剰なものを感じて減らし、足りないものを感じて足せば
自然に姿勢が斉えられて、おのずと元気がわき立ちます

# 一章　この本の内容、効用、用法

この本は、「機に応じて過剰なものを減らし、過少なものを補う」という、とてもシンプルなリズムやルールである自然律そのままに、無理なく痛みなく心地よく姿勢を斉え、カラダやココロや精神を元気に育くむ方法を伝えています。

しかし、その方法や考え方が、あまりにもシンプルすぎて、高い効果とは裏腹に、始めはだれもが戸惑います。

そこでまずは、この本の内容と効用、そして用法についてお伝えします。

# ○この本の内容

この本は、自然のリズムに合わせて「ひとりで姿勢を斉《ととの》える」*ことのできる、具体的で効果的な方法や、そのしくみについてお伝えしています。

自分（ワタシ）の感覚を主たる拠りどころとして、過剰なものを減らし、過少なものを補うという自然のリズムにあわせ、無理なく痛みなく、そして心地よく速やかに、自分自身で姿勢を斉えていく――、そうすることで、自分（ワタシ）の姿を形づくる三つの要素（身[body]、心[mind]、申[spirit]）のバランスがはかられ、一般常識では考えられないほど簡単に数多くの問題が改善されていきます。

ただし、姿勢を矯正しようというのではありません。

矯正は、一歩まちがえると強制になります。

そうではなく、たんに自然や自分が奏でるリズムのつながりをすなおに感じながら、マニュアルめいた考え方や縛りから開放されて、自分自身で心地よくおおらかに動いていくだけです。

*斉《ととの》える
身体を構成する三つの要素（身・心・真）のバランスをととのえるの意。

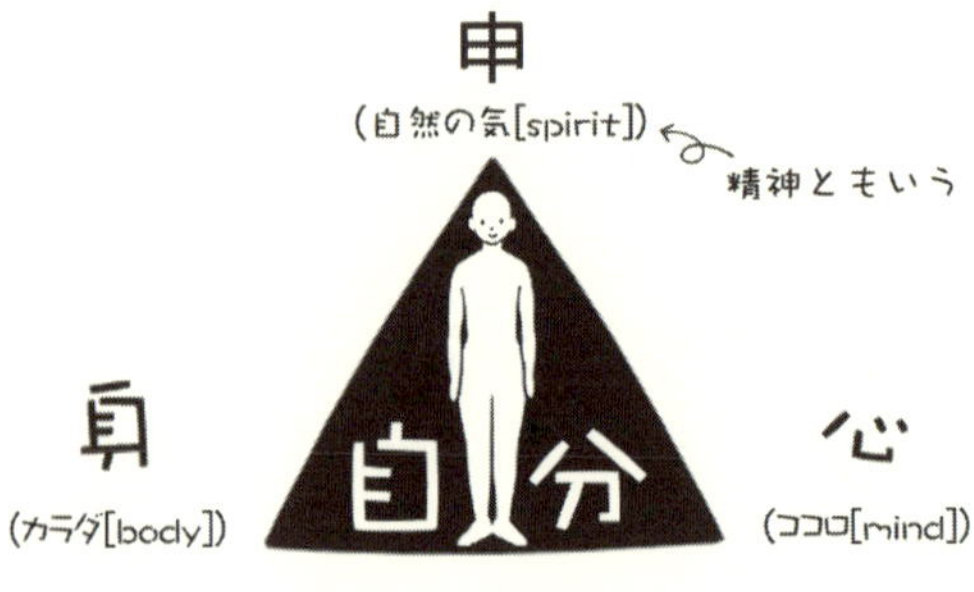

ところで、自然に姿勢を斉えていく方法の話に入る前に、「斉（セイ／サイ）」という文字について、少し触れさせていただきます。

この文字のもつ意味が、自然に姿勢を斉えていく方法の核心部分であるからです。

ただし詳細は本文でもたびたびお伝えしていますので、ここでは「斉」の文字の意味についてのみ触れておきます。

一般的に、姿勢をととのえると表現する場合、「整」という文字が使われます。また、姿勢がゆがむと表現する場合には「歪」の文字が使われます。このように「整」と「歪」は対として用いられるため、多くの人が「整」＝○、「歪」＝×といったイメージをお持ちのことと思います。

ところが「整」という文字をよく眺めてみると、「正」という文字の上に「束（引きしめる）」と、動詞を示す「攴」の文字を乗せており、本来は「何かをたばねて整理する正しさ」「広がっているものを束ねる正しさ」といった意味合いを示していたことに気づかされます。

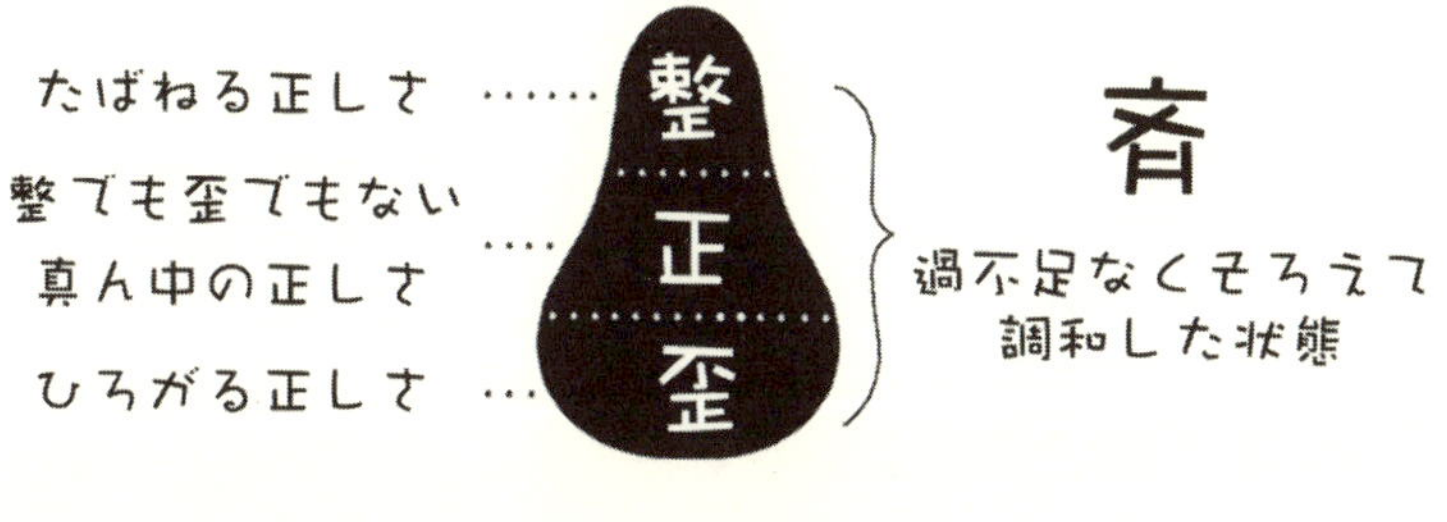
たばねる正しさ
整でも歪でもない
真ん中の正しさ
ひろがる正しさ
整
正
歪
斉
過不足なくそろえて
調和した状態

また「歪」は、「正」の上に「不」という文字を乗せていますが、その「不」とは、そもそも花のがくや胚がふっくらと開いたさまを示した象形文字であり、何かを打ち消す意味ではありませんでした。

このように、「整」と「歪」は対をなす文字であるには違いないものの、「整」＝○、「歪」＝×ではなく、本来は「発散していたものが集束していく正しさ（整）」と「集束していたものが発散していく正しさ（歪）」という、自然のリズムやルール（自然律）のひな形を示しています。 くわえて、「整」と「歪」の双方に使われている「正」とは、たんに「正しい」という意味のみならず、「整」と「歪」の中間に位置し、そのどちらにも偏らない中立性を示しています。

これらの事をふまえ、この本では「姿勢を整える」「姿勢を正す」「姿勢を歪める」ではなく、「整」「正」「歪」といった三つの状態のいずれにも、偏りなく、滞りなく、固まることなく、ほどよい加減に姿勢をととのえていくという意味のすべてを内包する「斉《せい／さい》」という文字を用いています。

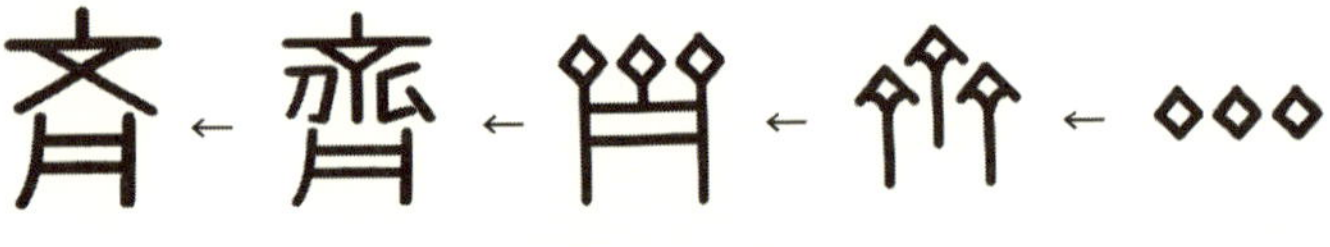

「斉」とは、「過不足なくそろえて調和した状態」「◇印が三つそろったさま」――などを表す象形文字*です。

ですから自然律そのままに、「姿勢を斉《ととの》える」です。


少々、言葉の解釈についての混乱が生じるかもしれませんが、本文の各所でご確認いただいたり、自然や自分の律動を観じ、そして感じていただければと願います。

そうするうちに、なぜ「斉える」なのかを、さらに深くご承知いただけるのではないかと思います。

なお、この先の文章においては「自然に姿勢を斉えていく方法」を、略して「姿斉《しさい》」と表記しています。どうぞご了承ください。

*参考図書
『漢和大字典』
藤堂明保編　学習研究社

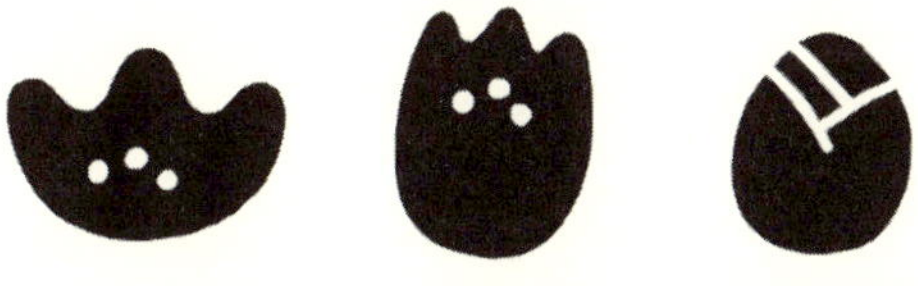
ひらく（歪）　まん中（正）　とじる（整）

# ▽この本の効用

姿斉《しさい》は、自然律にあわせて、身体を形づくる三つのシン（身[body]、心[mind]、真[spirit]）のバランスをはかります。

ちょっと哲学的な香りのする動きであり体操のようなものですが、姿斉の方法や考え方を誤解なく承知して続けていくことで、姿勢が無理なく斉い、身体に関するあらゆる問題改善の基盤が作られます。

また実際に、各種の症状やスタイルの改善、運動能力の向上、ケガの予防などといった効用も得られます。

ただし、姿斉には原則的に「○○病にはこのように対処する」「一日○○回、週に○○回」といったマニュアルめいた指示はありません。

年齢、性別、体力、体格、性格、嗜好、居住風土、価値観、経験といったさまざまな要素を異にする人間ひとりひとりを、ひとつの方法でま

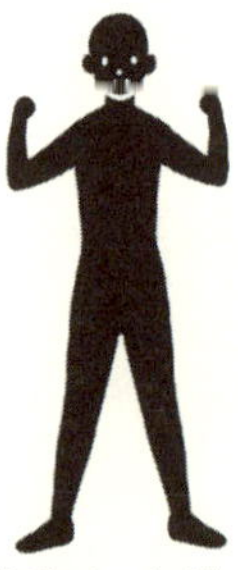

健康なカラダ

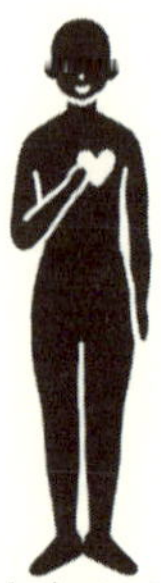

丈夫なココロ

とめて片付けてしまう考え方には同意しかねますし、事実そのような方法では、必ずどこかに無理が生じてしまいます。

もぐら叩きゲームが好きな方は別として、マニュアルや企画された流行の健康法に命を預けるような愚行は、そろそろおしまいです。

――と偉そうなことを書きましたが、「ひとりひとりの違いに合わせた方法を読者に伝えるのは困難である」といった出版社や編集者の方々の意見に押されて、各種の症状の改善法めいた文章を一部掲載しています。

ですが、症状名に囚われすぎると本質を見落としてしまいます。

あまり細かいことに囚われず、この本に綴った自然律や動きの意図を誤解なく腑に落としてください。そうすることで、自分に生じたさまざまな問題を、自分自身で無理なく改善できるようになります。

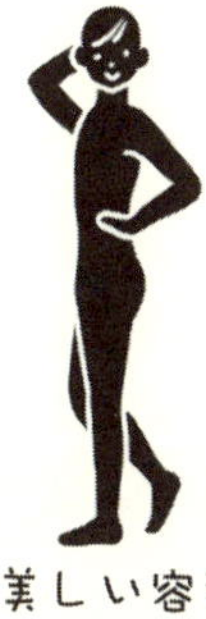
美しい容姿

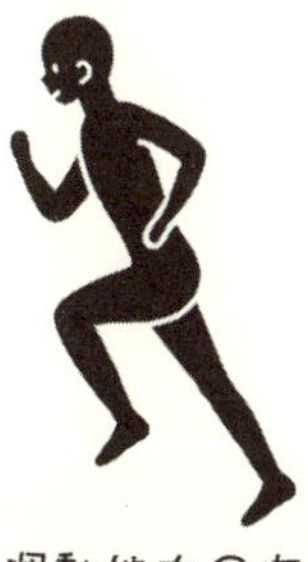
運動能力の向上

# ◇この本の用法

この本はおよそ三部構成となっています。二章から五章までは自然や自分に流れるリズムやルールに関して、六章から十章までは姿斉《しさい》の実際について、十一章、十二章ではカラダ／ココロに関する雑談めいた話です。各自の用途に応じて、お好きなところからお進みください。

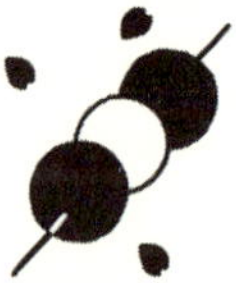

**① 花よりダンゴ派の方**

とりいそぎカラダ方面の問題を改善したいとお考えの方は、「六章　しぐさに応じる　姿斉の実際①（P55）」から「十章　姿斉の特徴（〜P162）」をご覧ください。

**② 花もダンゴも派の方**

カラダ／ココロ両面の問題をなんとかとお考えの方は、花よりダンゴ派の人のページに加えて、「十一章　姿然なカラダ／ココロ（P163〜）」「十二章　素的なココロ／カラダ（〜P193）」をご覧ください。

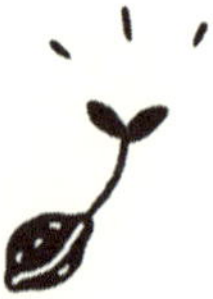

**③ 種から育みたい派の方**

カラダ／ココロに関する問題の改善はもちろんのこと、その双方を養う自然の気を含めた全体を「根っこからしっかりと育みたい」とお考えの方は、始めから、のんびりとお進みください。

# 二章　自然を観じる*三つの言葉

自然はさまざまな事象を通して、偏らず、滞らず、固まらず、そして分けず、機に応じて、多すぎるものを減らし少なすぎるものを補いながら、加減よく流れゆくことを、教えてくれます。

＊観じる(かんじる)
広く、深く、見わたす。

# 01 自然（しぜん）

## 普通的、全体的、絶対的なナニカ

いつでも、どこでも、あらゆる場所に「ある」という意味において、自然は「普通的」です。普通的とは、その文字が示すとおり、あまねく所に存在し、あまねく所に通じる――的（みたいだ）というものです。

また「自ら然《しか》り（そのとおり）」と表記される自然は、分けることのできない「ひとつ／完全体的」であることを感じさせます。くわえて、その完全体には「絶対的」という言葉もふさわしいように思えます。

――と、人間の特質上「自然」という言葉をもちいて自然を説明しなければなりませんが、自然とは、ほんらい言語を超えた存在でしょう。それを「普通」「全体」「絶対」などといった言葉に「的」をつけ、なんとか説明しようとしているおろかさについては、どうぞご容赦ください。

つながり続ける

ひとつ／全体な自然

いずれにしても、自然を、○と×、オンとオフ、善と悪、健康と病気、生と死――などというように、二つ、三つ、四つと分けているのは私たち人間の仕業であり、自然そのものが、始めからそのような姿に分れているわけではないはずです。

水は、その態の違いから、露とよばれ、霧とよばれ、雲とよばれ、雨とよばれ、雪とよばれ、氷とよばれ、時々のうつろいの姿を見せています。急勾配や狭きを足早に流れ、穏勾配や広きを悠々と流れます。温度の違いから、冷水、水、ぬるま湯、湯、熱湯などとよばれます。塩加減をかえながら、淡水、汽水、海水と名をかえます。

そのどれもが、ときには何かとまじりあいながら、機に応じて姿をうつろわせる水であるに違いありません。

自然とは、たぶん、どこまでもたぶんですが、水に象徴されるような、ひとつのつながりでありながらも、その時々の姿を見せる普通的で、全体的で、絶対的な然り《しか》（そのとおり）という「ナニカ」のようです。



自然は
普通的で
全体的で
絶対的な
分らない
「ナニカ」のようだ

そのナニカは
偏らず
滞らず
固まらない
「ナニカ」みたいだ

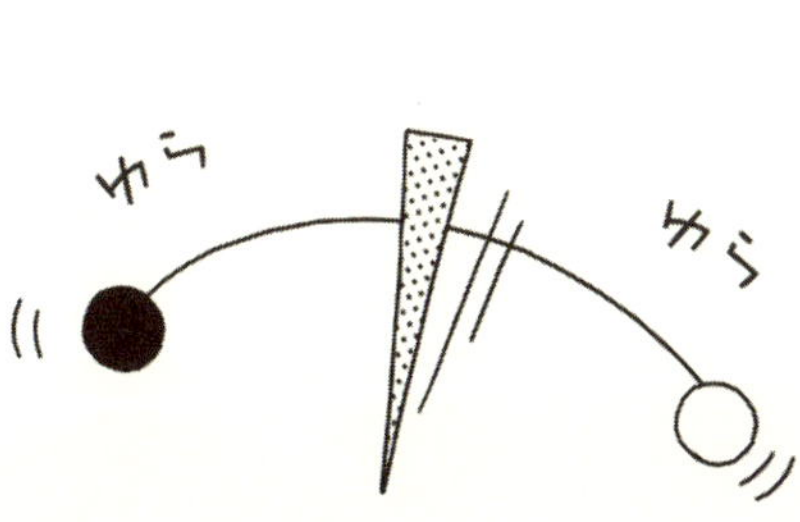

# 02 自然律（しぜんりつ）
## 機に応じて多すぎ少なすぎの加減をはかるリズムやルール

「ナニカ」——のような自然をぼんやり観じていると、明から暗へ／暗から明へ、静から動へ／動から静へというように、相反するかに映る二つの極のはざまをその時々の必要に応じて「多すぎず少なすぎずの加減をはかりながら、ほどよい加減でゆらぎ続けている」といった自然のリズムやルールめいたものに気づき始めます。

また、「健康や病気」「生や死」といった、私たち人間がかかえる問題めいたものも、自然のリズムやルールといった自然律*の影響を強く受けていることに心至ります。

自分自身のカラダ／ココロになんらかの不具合が生じるとき、そこには「自然と自分のリズムやルールの不調和」という、根本的な問題が横たわっています。

**＊自然律（リズム）いろいろ**

○人間にみられる自然律
・睡眠と覚醒の加減のリズム
・休息と活動の加減のリズム
・飲食と排泄の加減のリズム
・交感神経と副交感神経の加減のリズム
・病気と健康の加減のリズム
・生と死の加減のリズム
…など

○社会にみられる自然律
・改革と安定の加減のリズム
・闘争と平安の加減のリズム
・デフレとインフレの加減のリズム
・富と貧の加減のリズム
…など

すべての根源たる自然の律動が「その時々の必要に応じて、過剰なものを削り、過少なものを補うというリズムやルールで流れている」とするならば、すべての存在は、これにあらがうことはできません。

しかし、逆さからながめると、これほど簡単なこともありません。

「機に応じて、過剰なものを削り、過少なものを補う」という、たったこれだけのリズムやルールをみださずに生活していけば、自然と自分とのほどよい調和がおのずと生まれ、弱ったカラダ／ココロがよみがえり、それとなく、なんとなく、ここちよい時が流れ始めます。

時に「そこが一番難しい」という声を耳にしますが、そうではありません。そこに気が向かないから難しく感じるだけです。気の向いたもの（好きになったもの）は、ほおっておいても上手くなります。要は自然のリズムやルールに気を向けるか、向けないかの違いだけです。

○地形や季節にみられる自然律
・陸と海の加減のリズム
・山と谷の加減のリズム
・双極と赤道の加減のリズム
・寒帯と熱帯の加減のリズム
・乾燥帯と湿地帯の加減のリズム
・冬と夏の加減のリズム
…など

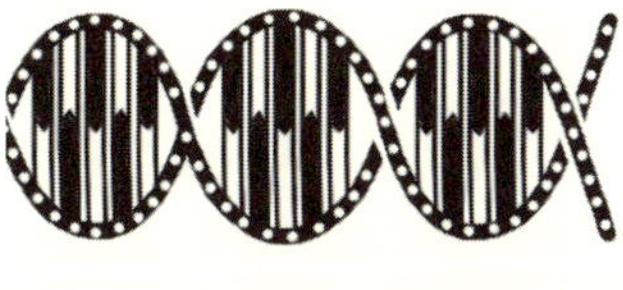

DNAも加減のリズム

# 03 自然観（しぜんかん）

## 自然を二ではなく三と観る

社会の眼は、普通的・全体的・絶対的なナニカである自然を、「有と無」「明と暗」「善と悪」「健康と病気」、あるいは「全体と部分」「統合と分化」「無分別と分別」「普通と特別」「自然と自分」「○／×」「オン／オフ」などというように、あたかも対称的で相反的な二つの現象の寄せ集めであるかのように捉えようとします。そうすることで、より効率的に、そして全体的に、物事が進むと信じているからです。

その影響を強く受けて、個人の眼までもが、いつのまにか自然を社会の眼と同じように捉え始めています。0と1という二つの数字ですべてを表現しようとするコンピュータが世界に普及するにつれ、その様相はさらに色濃くなっているように見受けられます。

しかし、「○／×」や「オン／オフ」といった二分的な概念で自然を捉え

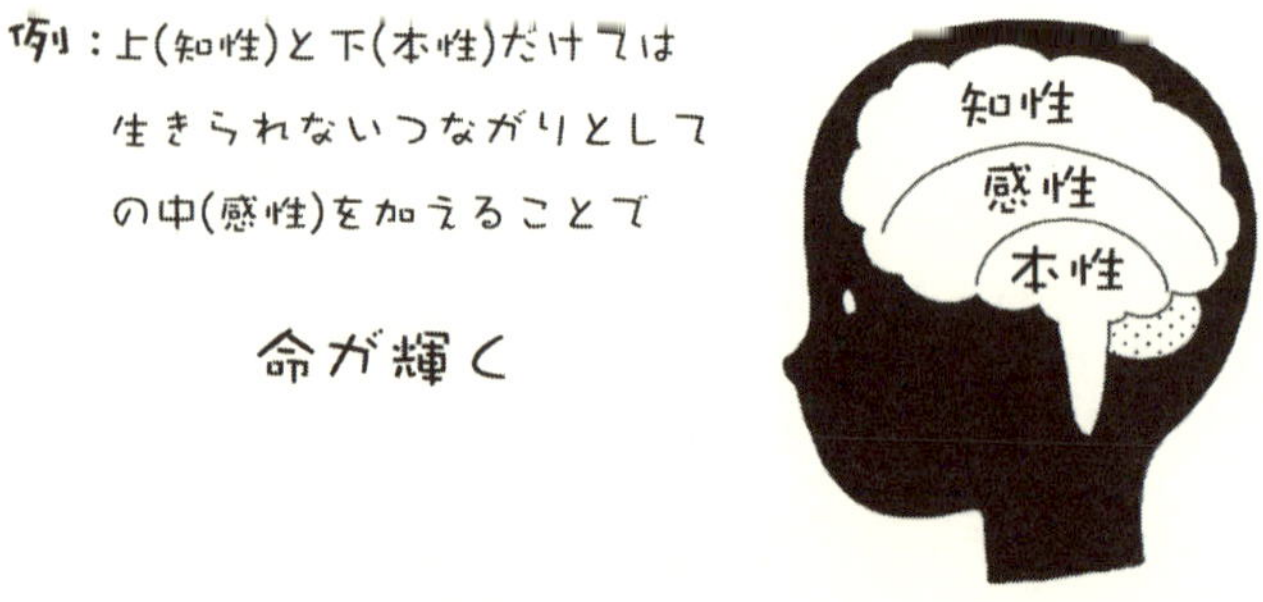
例：上(知性)と下(本性)だけでは
生きられないつながりとして
の中(感性)を加えることで
命が輝く
知性
感性
本性

ようとすると無理が生じます。自然はどこまでも曖昧性の中でゆらぐ存在であり、キッパリと二つに割り切れるようなものではないからです。

自然を理解しようとするのであれば、少なくとも耳には届きにくく、目には止まりにくく、意識には現れにくい「つながり」という第三の働きを加えて三とし、この三によってさまざまな事象を、眺め、応じなければなりません。

「明／暗」ではなく「明中暗」、「○／×」ではなく「○△×」、「白／黒」ではなく「白灰黒」、「呼／吸」ではなく「呼保吸」、「陰／陽」ではなく「陰平陽」というように、曖昧性の最大公約数となる三のリズムで自然を観じるのです。

そうすることで、それまで厄介としていた身の周りのさまざまな問題の実像が見え始め、その改善策にもおのずと気づき始めます。

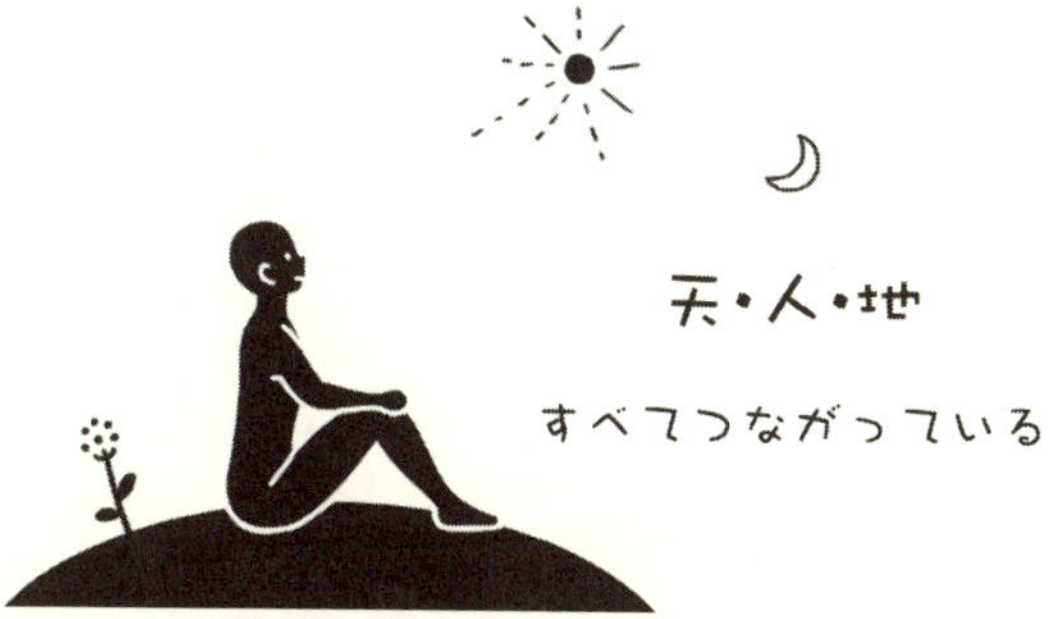

コラム①

# 自然・重力・姿勢

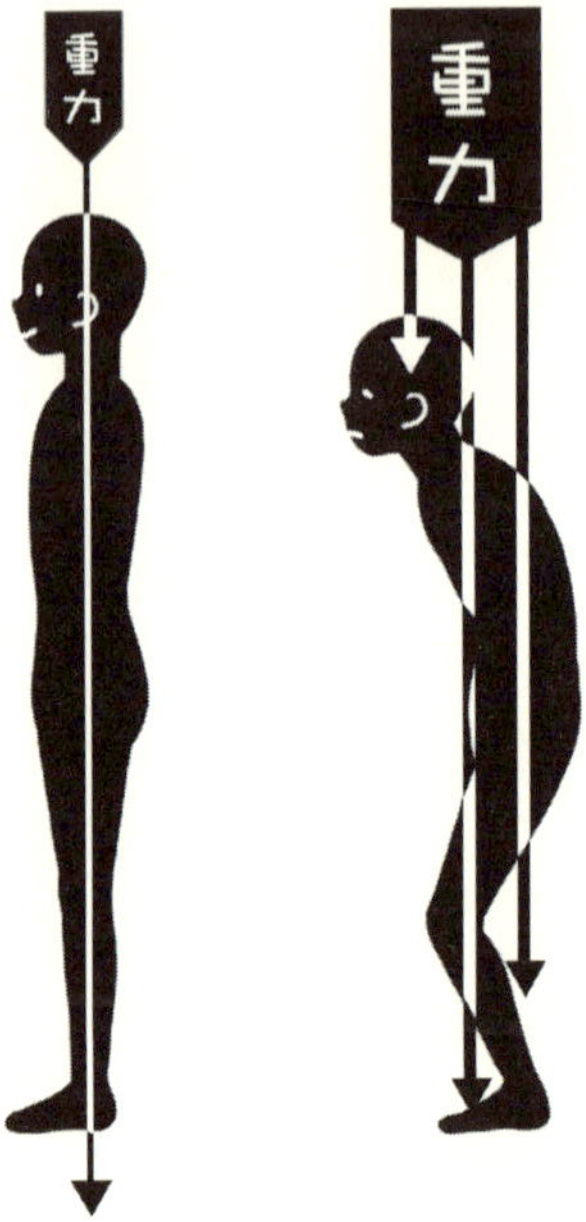


人間のだれもが、生まれて死ぬまでの間、自分の身体（からだ）を使って生活していきます。

その身体（からだ）は、つねに自然と共にあり、さまざまな自然の働きの影響を受け続けています。

そんな自然の働きの代表格に「重力」があります。人は生まれて死ぬまでの間、常に重力という重りを背負いながら生活をしています。

その重力と仲良くつき合う方法が「姿勢を斉《ととの》える」――です。

そうすることで、人生の歩みがずいぶんと楽になります。

# 三章　自分を感じる*三つの言葉

どのような優れた方法論や教義であっても、生命体としての自分（ワタシ）に、100％合致するものなどありえません。

人それぞれには個性があり、それは日々刻々と移ろいます。個々人が時々に必要なものとそうでないものは常に変化します。ここが生命と機械との大きな違いです。

他の誰かではなく、「今の自分は何を必要としているのか」「今の自分は何を減ずべきか」と、刻々と変化する自分をすなおに感じていると、ほんらいの自分に出会えます。

**＊感じる（かんじる）**
刺激を受けとり、感覚をひきおこす

# 04 自分(じぶん/ワタシ)

## 特別的、部分的、相対的なワタシ

「自らが然《しか》り(そのとおり)」である自然から枝分かれした多くの自分(ワタシ)は、あたかも分離独立しているかのように映ります。
しかし、けっしてそうではなく、あくまでも自然という根源とつながり続ける部分(自＋分)であることに違いありません。

ところが多くの場合、自然から枝分かれしている自分を、いつのまにか確固として独立した存在であるかのように錯誤し、その自らの姿に合わせるかのように、全ての事象を「暗と明」「熱と寒」「正と誤」「悪と善」「健康と病気」「生と死」というように、分けて眺め、分けて感じ、分けて考え始めます。それは、人体のつくりや働きをはじめ、食物、栄養、病気、治療法、宗教、物のつくりや社会のしくみ、人の優劣、植物と動物、素粒子から宇宙などと、あらゆるものに及びます。

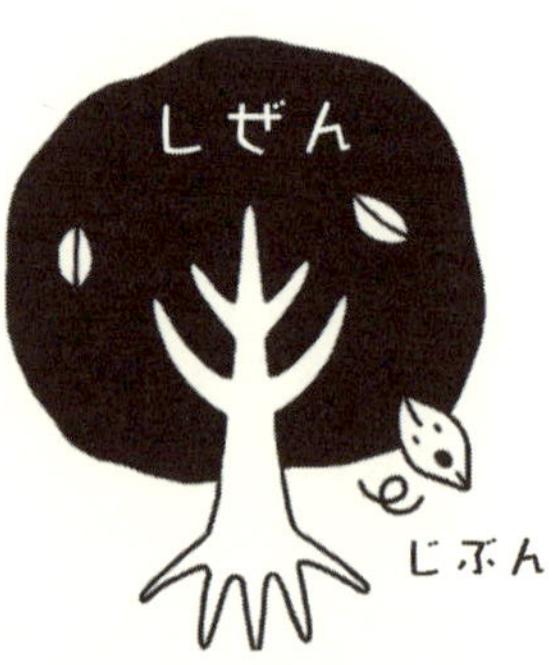


特別的
部分的
相対的なワタシ
いつもわかりたいけれど
わかることで生じる
偏り
滞り
固まり

こうして自分は、つながり続ける自然を、ことごとく分けることによって「生き」、分けることによって「感じ」、分けることによって「考え」、分けることによって「理解した」とし、そのたびに「わかった、わかった」と、満面の笑みを浮かべます。

その様子はあたかも、バラバラにした時計の部品を眺めながら、時計のしくみを「分った、判った、解《わか》った」と、はしゃぎ喜ぶ子どものようです。

こうして多くの自分は、分けて、判けて、解けながら、死ぬまで分類に励み続けます。そして、そこに現れた――かに映る個々の姿に、何やら特別な意味を見いだし、より小さく分けられたものを希少価値とし、特別な思いを偏よせ、滞らせ、固めていきます。

たとえばそれは、命の営みに直接関ることのない「珍しい石ころ」や「思い出の品」や「本人のプライド」や「怪しげな教義」や「なにがしらの名誉」であったりですが、「分かりたい」「特別でありたい」との思いが過ぎると、ときに自分（ワタシ）は、この特別な何かに命までも託そうとします。

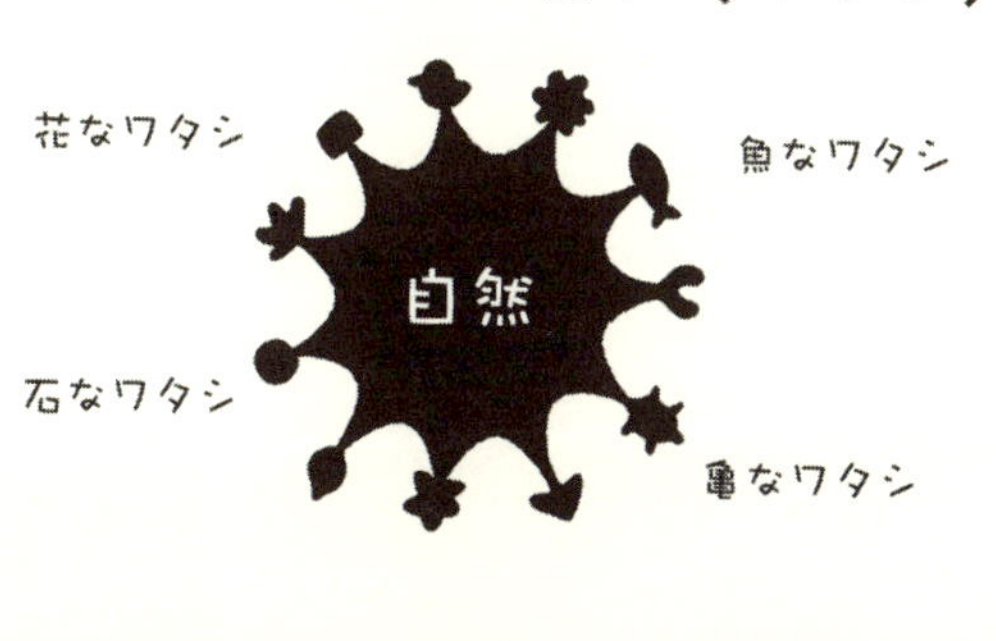
さまざまな形の自分（ワタシ）
花なワタシ
魚なワタシ
自然
石なワタシ
亀なワタシ

# 05 自分律（じぶんりつ）

## 自然律と共鳴する自分の中のリズムやルール

全体であり根源である自然が奏でる自然律というリズムやルールは、確かにその部分であり枝葉である自分（ワタシ）の中に流れています。

・呼と吸とそのつながり（ガス交換）のリズム
・覚醒と睡眠とそのつながり（半睡眠半覚醒、つまり夢見）のリズム
・飲食と排泄とそのつながり（分配吸収）のリズム
・脳における学習（入力）と出力（表現）とそのつながり（解析）のリズム
・躁（そう）的心情と鬱（うつ）的心情とそのつながり（平静）のリズム
・生と死とそのつながり（人生）のリズム

——など、どれもが「必要に応じて、多すぎるものを減らし少なすぎるものを補う」とする自然律にならった生理的曖昧《あいまい》＊性のリズムで営まれています。それは、○×、オンオフで動く二分的な機械のリズムとは明らかな違いを見せています。

＊**曖昧**
曖昧は「お日さまを愛するように」「お日さまを味わうように」と書いています。

このような自然の理（ことわり）を承知したかのように、自然律を自分律と心得、人間社会における根本的な規範とした考え方が、古くから伝えられています。

古代ギリシャに生まれたアリストテレスが伝えたメソテース（中庸）、古代中国に生まれた孔子の教えた中庸《ちゅうよう》、古代インドに生まれたブッタの説いた中道、そして、世界のだれもが不思議がる日本の文化や日本人の性質にみられる曖昧性。言葉や文字や表現の違いはあるものの、そのどれもが、不確定で、優柔不断《ゆうじゅうふだん》*で、適当な「その時々に応じて、多すぎるものを減らし、少なすぎるものを補う」という自然律の加減よいリズムやルールを現しています。

「言語は道を断つ（言語道断）」、「言葉にするとかならず矛盾が生じる」——そのような理を深く承知の上で、それでもあえて言葉に残そうとした古人たちの想いがしのばれます。

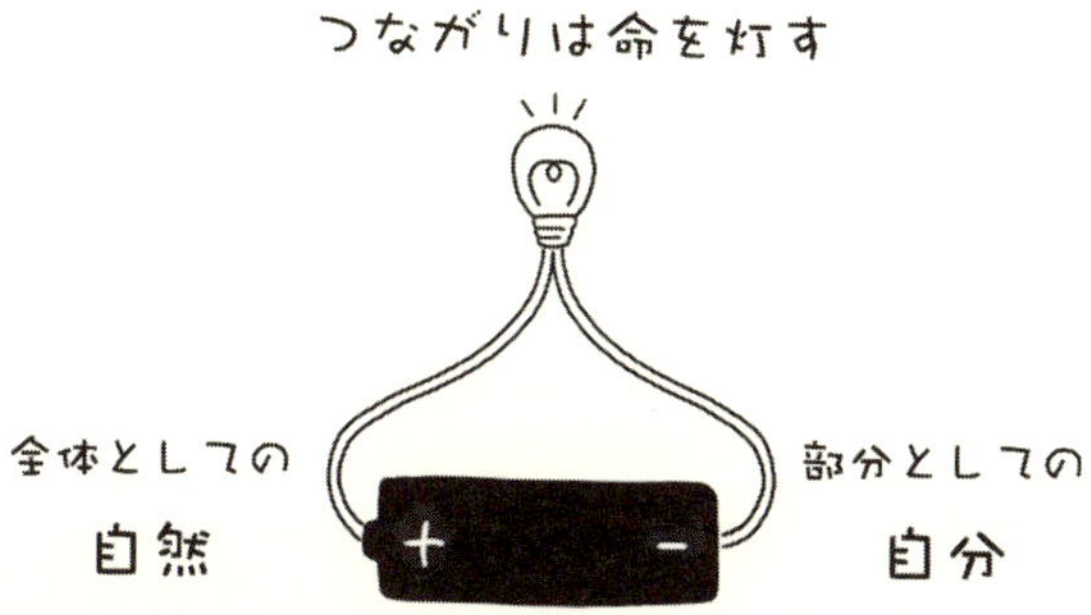
つながりは命を灯す
全体としての
自然
部分としての
自分
+
-

*優柔不断
優柔不断は「優しく、柔らかく、断つことがなく」と書いています。

# 06 自分感（じぶんかん）

## 自然観の三を自分の内に感じとる

「今、自分（ワタシ）は何を食べたいか」「今、自分（ワタシ）は眠いのか」「今、自分（ワタシ）は排泄したいか」などといった問いに正確に答えることのできるのは、この世に唯一ひとり、それが自分自身です。

世界的な名医も、有名な占い師も、著名な霊媒師も、崇高な教祖も、あるいは血のつながる両親や兄弟でさえも、これを正確に言い当てることはできません。ですが、自分（ワタシ）の生理的感覚*は、いとも簡単にこれを感知し、ほぼ完璧に当てます。よほど特別な問題が生じない限り、個々における感覚は、絶対確実とはいえないまでも、個々に対しては、最も忠実であり、正確です。自然観のひな形がここに見えます。

だれかの意見や感覚や経験を頼りとするのではなく、自分自身の感覚にすなおに耳をかたむける時、確かに自然律と相似した「その時々に

**＊自分を感じとる三種の感覚器**

人体にはさまざまな感覚器がちりばめられており、そこで刺激を感じとり、自分（ワタシ）の命を守ってくれています。それらの感覚器は、その分布位置やおもな役割別に、およそ三種に分類されています。

①特殊感覚（とくしゅかんかく）
視覚、聴覚、平衡覚、嗅覚、味覚。

②体性感覚（たいせいかんかく）
皮膚、粘膜、筋、腱、関節。

③内臓感覚（ないぞうかんかく）
各種の内臓器官。

＊参考図書『目でみるからだのメカニズム』
堺章著、医学書院刊

応じて、多すぎるものを減らし、少なすぎるものを補おうとするリズムやルール」を感じ始めます。と同時に、今の自分に生じている数々の問題の解決の糸口も見え始めます。

自分（ワタシ）がさがし求めている答えは、けっして他の場所や遠くにあるのではなく、いま、何かの不都合を感じている自分自身の中にあります。ここに気づき、自分の内を深く感じていく——。

これを「自分感」とよんでおきます。

自分感は、目、鼻、耳、舌、皮膚、筋肉、腱、内臓などといった全身の器官に分布する感覚器が生み出してくれます。感覚器は、ここで受けた刺激を脳に送り、喜怒哀楽といった感情をおりまぜながら「今の自分に何が必要で」「何が不必要なのか」を感じとります。そして、知らずうちに、その時々の最適をおのずと導き出してくれます。

自分感のくだした決定は、必ずしも絶対的とはいえず、しかも個々人に限定されたものではあるものの、少なくとも、日の浅い知識よりも誠実であり、荒ぶれた本能よりも調和的です。

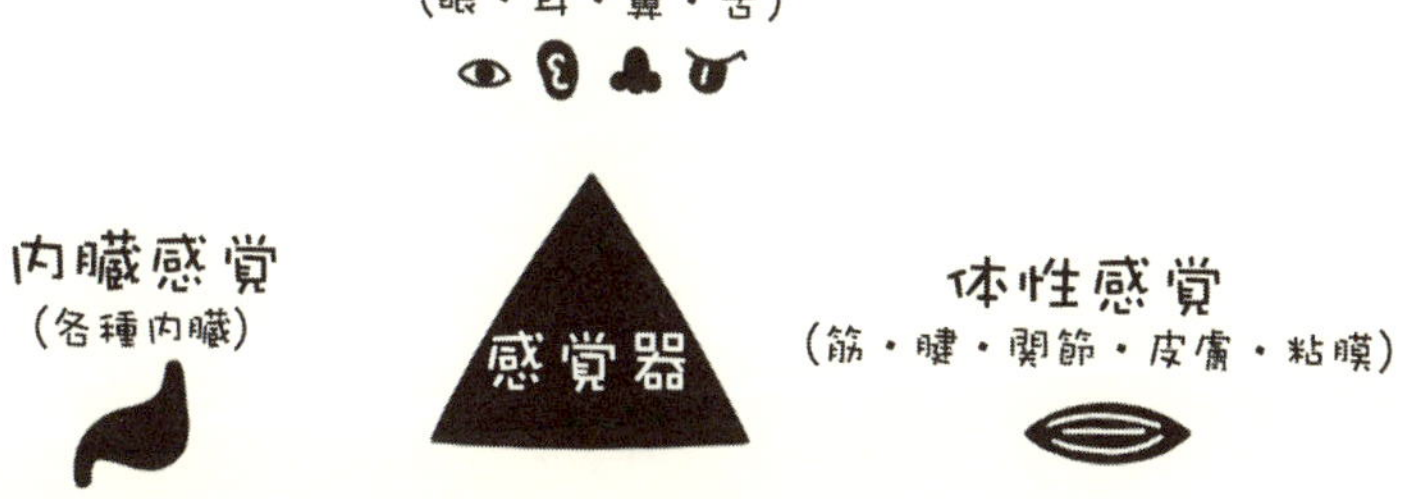
特殊感覚
（眼・耳・鼻・舌）
内臓感覚
（各種内臓）
感覚器
体性感覚
（筋・腱・関節・皮膚・粘膜）

コラム②

# 逆さにつながる植物と人間

人は、身体(からだ)の上方にある口から栄養を摂り入れています。生殖活動は身体の下方にある生殖器で行っています。

これとは逆に、植物の多くは根(下)から栄養を摂り入れ、花(上)で生殖活動を行っています。人はおもに酸素を吸い二酸化炭素を吐き出しますが、これとは逆に植物はおもに二酸化炭素を必要とし、酸素を吐き出します。人には赤い血が流れていますが、植物の多くは赤の補色の緑色です。自然界のさりげなくも粋な計らいです。

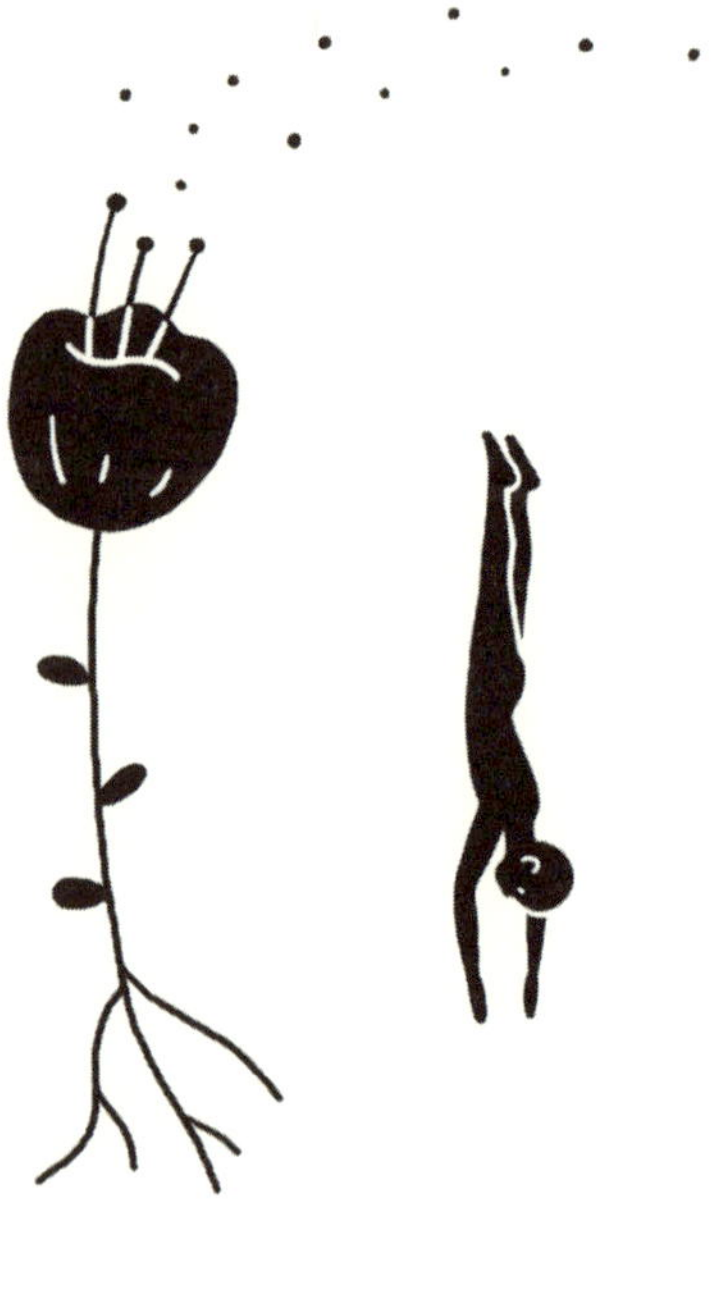

# 四章　姿然《しぜん》*を還《かん》じる*三つの言葉

相生《そうしょう》、流転《るてん》、加減《かげん》という三つの言葉に気づくことで、自然と自分のつながりが深まり、「今の自分（ワタシ）に多すぎるもの」「今の自分に足りないもの」を感じ取ることが、ずいぶんとうまくなります。

それと共に、自分の姿を形作る三つのシン（身・心・真）のバランスが、おのずと斉えられていきます。

**＊姿然**
自然と自分（ワタシ）のほどよい加減のつながりの姿。

**＊還じる**
めぐり、つながる。

# 07 対現消（ついげんしょう）

## 互いが互いを生みだす

朝になると太陽が登ってきます。そうすると、木立ちや家や車の陰が生じます。昼に近づくにつれ、だんだんと太陽の日差しは強くなり、それに合わせて陰も濃くなります。

左という方向は右という方向が決まらないと示すことができません。あるいは逆に、右という方向も左という方向が決まらないと示すことができません。

人は酸素を必要として息を吸いますが、吸いっぱなしではやがて死んでしまいます。ですから次に続けて息を吐き出します。しかし、息を吐き出し続けても死んでしまいます。そこで今度は息を吸います。

光や、左や、呼だけが、単独で生まれてくるわけではありません。

■本テーマについて。第3版から「相生（そうしょう）」を、「対現消（ついげんしょう）」に変更しました。

光は陰から、左は右から、呼は吸から生まれます。陰は光から、右は左から、吸は呼から生まれます。こちらが現れればあちらも現れ、こちらが消えればあちらも消えます。光陰も、左右も、呼吸も、互いを生み出し、互いを必要とし、互いを支え合っています。

同様に、健康は症状や病気から生まれ、症状や病気は健康から生まれます。どちらが欠けても、どちらも存在しません。

人は母体から生まれ出でた後、ホコリや雑菌や光や重力などであふれる環境に適応するために、さまざまな症状や病に見舞われます。

そこで身体を伸ばし縮め、縮め伸ばして、これを乗り越え、確かな免疫力を養い、丈夫な身体を育てていきます。こうして健康は、症状や病気によって育てられていきます。

しかし歳を重ねるうちに、度々その途中で健康という貯金がきれて、症状や病気に見舞われます。ですが、これをうまく受け入れて対応していくことで、再び健康という貯金が貯められます。

自然と自分のつながりを深めるひとつめの理《ことわり》(対現消)です。



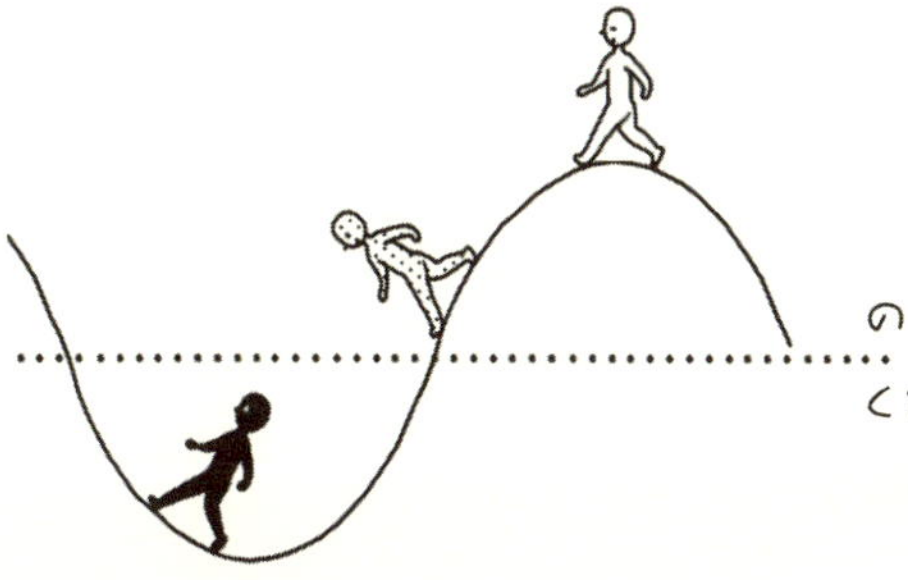

# 08 流転（るてん）

## 互いは流れ移りゆく

太陽が沈むと光も陰も消えます。ところが今度は闇が生まれます。そして、闇は月や星の光を導きます。やがて沈んだ太陽が昇ってきます。すると闇が消え、月や星の光もおのずと消え去ります。

地球のうえを左に向かって真っ直ぐに進むと、やがて右に行き着きます。そしてその右の先に左が現れます。左や右という実体はどこにもありません。ある地点を左と決めると、いきなり右が現れます。

人は生まれて死ぬまでの間、息を吐き息を吸い、今不要になったものを押し出し、今必要になったものを取り込んで、命をつないでいます。

自然や自分（ワタシ）は、昼夜や左右や呼吸というような、二つの極とそのつながり中を、止むことなく、ぐるぐると周り続けています。

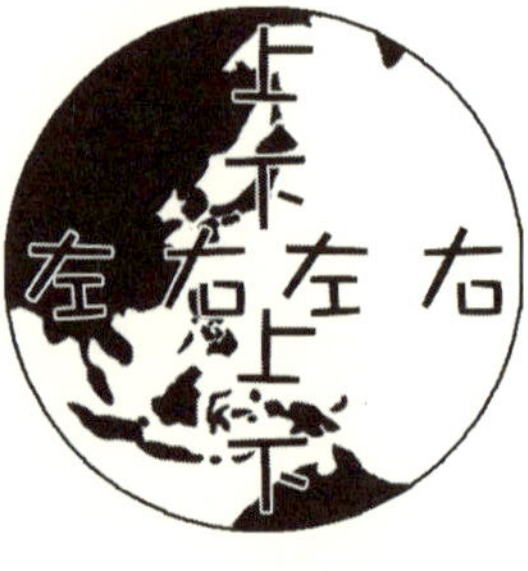


右の先は左、左の先は右

上の先は下、下の先は上

このような流れを止めることはできません。たとえば自分自身のカラダやココロの中にある流れを無理に止めようとするならば、すぐにも「已《や》んだ」「病《や》んだ」と大騒ぎになり、早々と命までもが「止《や》んだ」というような、喜劇のような悲劇に見舞われます。

光と陰、左と右、呼と吸、あるいは健康と病気のどちらかに留まりたいという願いが、流れや巡りを、偏らせ、滞らせ、固め、しなくてもよい病や、苦しまなくてもよい精神的圧力などに押しつぶされます。

止む動くはひとつのつながりにあり、互いを生み出し、互いを必要とし、互いを支え合いながら、流れ巡っていることに思いを向けてみます。

止んで苦しいのであれば動き始めます。動きすぎて苦しいのであれば、そのとき初めてひと休みします。そしてまた動き始めます。

偏ることなく、滞ることなく、固まることなく、流れ移りゆく。
自然と自分のつながりを深める、二つめの理《ことわり》（流転）です。



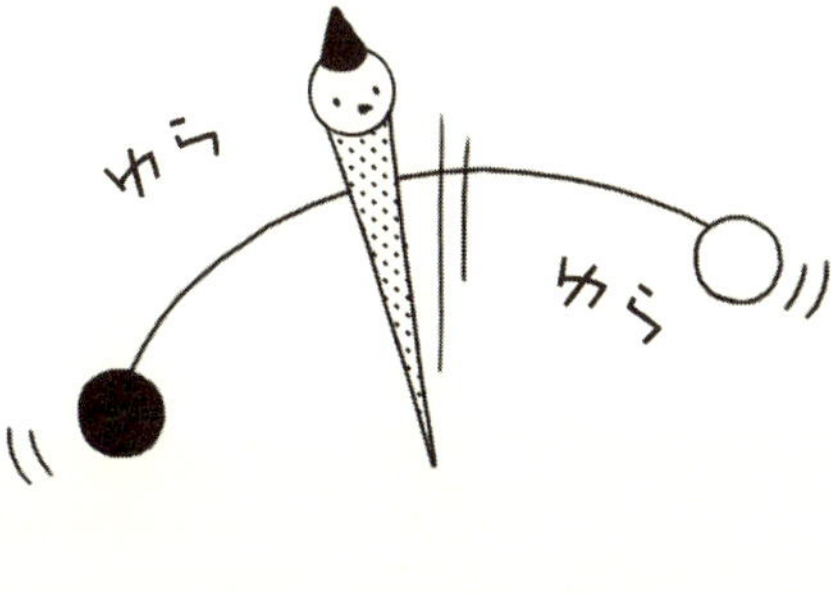

# 09 加減（かげん）

## 互いにバランスを図りあう

光と陰、左と右、呼と吸、そして健康と症病や生と死というような、ひとつのつながりにある双方のどちらかに、偏り滞り固まると、多すぎ少なすぎといった、加減を欠いたアンバランスな状態が生じます。

人はこの時「何だかおかしい」と感じます。思うよりも前に感じます。そして、何らかの行動（反応）を起こします。それは通常、加減のよくバランスの取れる側に向かいます。誤ってアンバランスな方向に進むと、「何だかおかしい」は、ますます強くなります。

たとえば、寒いと感じると、温まりたいと思い、温まります。
暑いと感じると、涼しくなりたいと思い、冷まします。
空腹と感じれば、何かを食べたいと思い、食事します。
満腹と感じれば、もう食べたくないと思い、食事をやめます。

そうすると、「何だかおかしい」を感じなくなります。

逆に、寒いと感じてもっと寒くなりたいと思い冷やす、暑いと感じてもっと暑くなりたいと思い温める、空腹と感じてもっと食べたくないと思い食事をしない、満腹と感じてもっと食べたいと思い食事を続ける――となると、よほど特別な理由がない限り、やはり「何だかおかしい」でしょう、といいますか、「とてもおかしい」です。

ところが「何だかおかしい」に気づいているはずの多くの人が、食欲がないと感じながら胃薬を飲んで食事し、肩や腰が痛いと感じながら痛む部位を動かすのです。しかも、加減を欠いた対応ゆえになかなか消えない、この「何だかおかしい」を心配して、「何だかおかしい」と悩んでいます。

食欲がないのなら今は食事を控え、食欲の出るのを待つ。肩や腰が痛むのなら、今はそこを動かさずに痛まないところを動かしておく。

このような、加減のよい対応で、問題はおのずと改善されていきます。

自然と自分のつながりを深める三つめの理《ことわり》(加減)です。

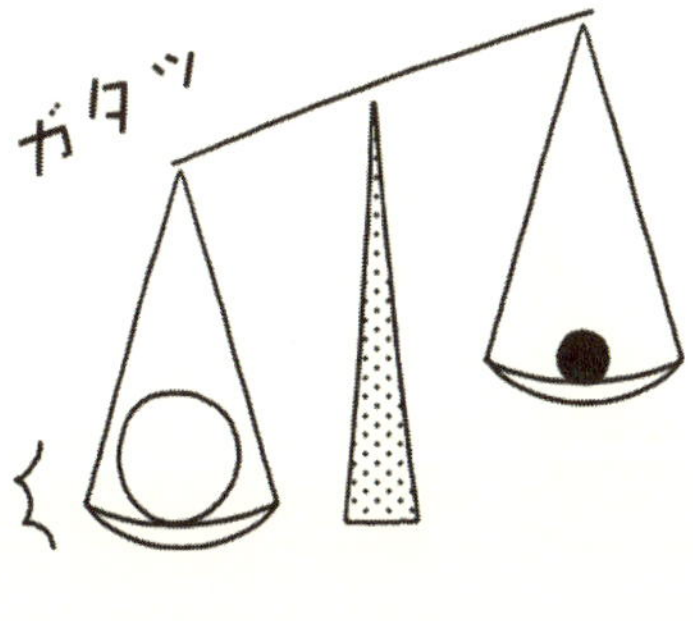

コラム③

# 姿勢《しせい》の語源と姿斉《しさい》

ケルパーハルツング（独）・・・身(カラダ)の構え
↓
姿勢（日）・・・身と心(ココロ)の構え
↓
姿斉・・・身・心・申(自然の気)の構えや様子

姿勢《しせい》という言葉は、明治時代にドイツ語のカラダを意味するKörperhaltung（ケルパーハルツング）を邦訳造語したもので、Körper は英語のBody（肉体）、haltungはPosture（カラダの構え）にあたるそうです。

その後長い歳月を重ね、姿勢という言葉は、カラダの構えのみならず、ココロの構えをも表す意味深い言葉へと成長しています。

この本では、さらに一歩踏み込んで、カラダとココロのみならず、その双方を養う自然の気（精神）[spirit]をも含めた三つの要素をまとめて「姿勢」、あるいは「姿」と捉え、これを自然に斉える方法を姿斉（しさい）と称しています。

ちなみに学術用語では、姿勢とは「体位[position]＋肢位[attitude]」とされています。

＊参考図書
『姿勢美人』（大島正光・監修 （財）姿勢研究所・編
『広辞苑』第五版 岩波書店
『漢和大字典』藤堂明保編 学習研究社
『新版 姿勢と動作』齊藤宏 松村秩 矢谷令子 メヂカルフレンド社

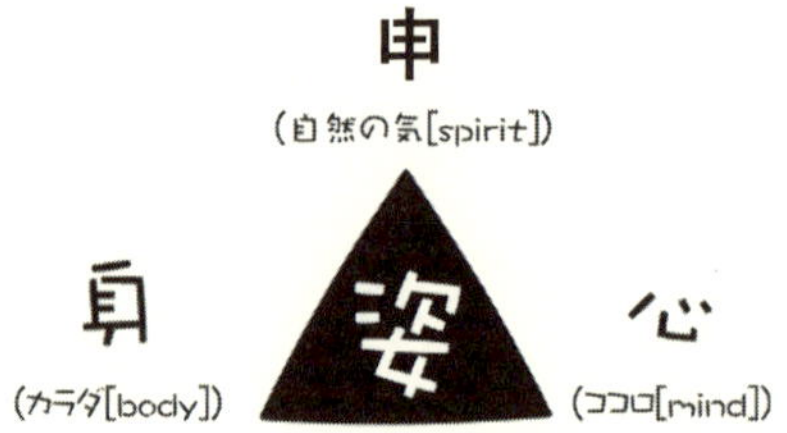
申
(自然の気[spirit])
姿
身
(カラダ[body])
心
(ココロ[mind])

# 五章　姿斉《しさい》*を寛《かん》じる*三つの言葉

姿斉（しさい）を行うときに
キーワードとなる三つの言葉、
・くつろぎ反応
・痛み
・姿斉
――についてお伝えします。

**＊姿斉（しさい）**
姿（身・心・真）をバランスよく
斉える方法

**＊寛じる（かんじる）**
のんびり、ゆっくり、おおらかに

# 10 くつろぎ反応

## 何気ないしぐさや動きぐせが、姿勢を斉えようとしている

なくて七癖と云われるように、すべての人々が自分自身気づかぬままに、「指組み」「腕組み」「脚組み」といった、「何気ないしぐさや動きぐせ」を行なっています。あるいは床に座る場合、「正座」「横座り」「あぐら」などの、各自それぞれの座姿を見せています。

このような、人々の「何気ないしぐさや動きぐせ」を注意深く観察していると、大抵の人々がそれぞれに「組みやすい側」や「座りやすい側」がほぼ決まっており、これをあえて逆にすると、違和感があったり、できなかったりです。そして、ときおり反対側に組み替えることはあるものの、それでもすぐさま、もとの組み方にもどっていきます。

中にはどちらも差がないと感じている人もおられますが、そういった人々でさえ、ショルダーバックのかけ方や手荷物の持ち方に、左右どちらかへの偏り（片寄り）が見られます。

**＊くつろぎ反応（反転すると活動反応）**

「くつろぎ反応」とは、無意識的に行われている何気ないしぐさや動きぐせが、姿勢を斉えているという反応です。

ただし「くつろぎ反応」だけが姿勢の安全装置ではありません。「くつろぎ反応」が飽和すると、今度は反転して「活動反応」が誘発されます。つまり「動きたい」という衝動です。

活動反応は、姿勢を適度にひずませる（動かす）ことで、生命のバランスを保とうとします。←

世の常識は、このような「何気ないしぐさや動きぐせが姿勢をみだす原因のひとつである」としています。

しかし、そうではありませんでした。それどころか、このような「何気ないしぐさや動きぐせ」こそが、自然が自分(ワタシ)に与えてくれた、姿勢を斉えるための安全装置でした。それが「くつろぎ反応*」です。

しかし残念ながら、「利き手・利き足への過剰な依存」「スポーツや仕事における同一姿勢」「負傷」「加齢」などによって、姿勢の偏りやみだれ*がひどくなり、深いサビを負ったような状態になる頃には、「くつろぎ反応」という無意識的なしぐさや動きだけでは、姿勢を斉えることができなくなるのです。

姿斉《しせい》は、この足りない分を、過不足なく加減よく、意識的に補っていこうとするものです。つまり、無意識と意識双方の共同作業で進むわけです。

この方法により、見た目の簡素な動きからは想像もつかないほどの、高い効果が引き出されます。

このように、「くつろぎ反応」と「活動反応」は、分けることのできない表裏一体の関係にありながら、命を育んでいます。

**＊みだれ**

姿勢に関する常識の誤解をとくひとつの方法として、ここではあえて「姿勢のゆがみ」とはせず「みだれ」と表現しています。

なお、姿斉では、姿勢の傾きを次のようにとらえています。

・ひずみ＝適度な歪み
・ゆがみ＝弱度の歪み
・みだれ＝中度の歪み
・くずれ＝強度の歪み

# 11 痛み（症）

## 痛みは、命のブレーキ、赤信号

もし私たちのカラダに「痛み」が生じなかったとしたら、どのようなことが起こるのでしょう。

たしかに痛みが生じないことはありがたいものの、たぶん多くの命が危険を察知できないまま、あるいは成長できないままに、失われていくことでしょう。

このような事実を省みますと、「痛み」というブレーキや赤信号*にも似た人体最大級の安全装置が、生まれながらに備わっていることに、諸手をあげて、とはいかないまでも、感謝しないわけにはいきません。

ところが、わたし自身もかってそうであったように、多くの人々が「痛み」、あるいは痛みを筆頭とする各種の症*を必要以上に毛嫌いし、痛み止めや何かの手法を使って「止めよう」「追い出そう」とします。

**＊痛みは赤信号**

痛みは赤信号です。痛まないのは青信号です。だから赤信号のところは動かさず、青信号のところを動かします。そのうちに赤信号（痛むところ）は青（痛みがない）にかわります。

赤信号を無理に進めば、いずれ大事故を引き起こします。

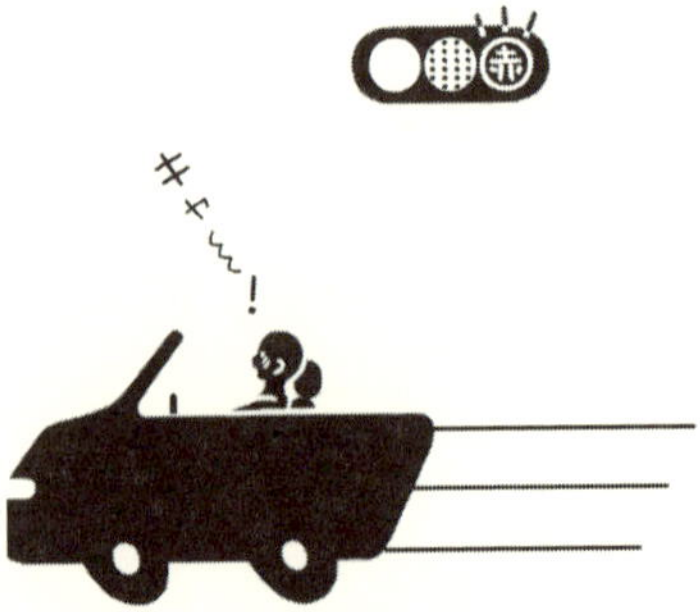

確かに、そうすることで、一時的に楽にはなります。しかし、それで痛みの原因までもが消えるわけではありません。痛みを敵視し、そのような対応を長く続けていると、やがてひどい目に遇います。

痛みは、ほんらい毛嫌いするような相手ではなく、カラダを守ろうとするブレーキであり赤信号です。「痛みの生じる動きはやめろ」「痛みが生じる方向へは進むな」との警告です。

にもかかわらず、ブレーキをかけたまま、アクセルを吹かし、赤信号の中を突き進めば、その先何がおこるかは明白です。

「鰯の頭も信心から」「一念岩をも通す」「信じるものこそ救われる」というのも、ある意味的《まと》を得ていますから、痛みを好む方は、治療やリハビリと称して、痛む行為をどんどんと行っていただいてよいと思います。

しかし、そのような方法以外にも、お金をかけず、痛みを伴うことなく、自分自身で行える簡単で楽な方法があることにも、お気づきください。

**＊「症」という文字**

症は「疒＋正しい」と書きます。正しい生体反応を示しています。症を宿敵のようにあつかい続けると、やがて症は、疾（しつ）となり、病（びょう）となります。

腰痛症、膝関節症、側わん症、高血圧症、蓄膿症、花粉症――などの末尾の文字が、なぜ「○○病」ではなく「○○症」であるのかを、深くご一考ください。

**＊症や痛みが知らせたいこと**

・「くしゃみや熱がでた」ではなく、「くしゃみや熱がでてくれている」
・「鼻水がでる」ではなく「鼻水がでてくれている」
・「腰や肩が痛くて伸びない」ではなく、「腰や肩が痛むときは伸ばしてはいけない」
・「胃が痛んで食べられない」ではなく、「胃が痛むから食べてはいけない」――など。

# 12 姿斉＊（しさい）

## 整／正／歪のはざまをゆらげば姿勢はおのずと斉う

健康のために「姿勢を整えましょう」「姿勢を正しましょう」と標語のように言われています。うかつにも自分自身が、以前には何度も同じ言葉を使っていました。ところが、自然や自分（ワタシ）の律動を深く感じているうちに、「これもどうやら怪しいぞ」ということに気づきました。

確かに、姿勢が今歪んでいれば整えることが必要です。しかし、姿勢が今整っている場合には、逆に歪めることが必要でした。

命の営みは、歪んだまま、整ったまま、正されたまま ——というように、ある一定の状態への「偏り」や「滞り」や「固まり」を嫌います。

どのように優れた「もの」や「状態」であっても、偏り、滞り、固まり始めたとたん、それは、腐り始めます。

姿勢の話も、これとまったく同様でした。

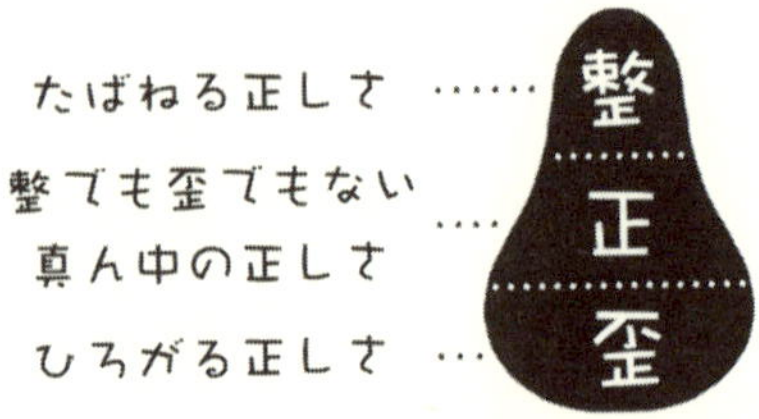
整
正
歪
たばねる正しさ……
整でも歪でもない
真ん中の正しさ……
ひろがる正しさ…

■第三版より姿斉の読みが「しさい」に変更されました。

＊姿斉《しさい》【「斉」は「せい」とも読みます】
・整(セイ)にふくまれる正(セイ)
・そのままの正(セイ)
・歪(ワイ)にふくまれる正(セイ)
——という、三つの正(せい)のはざまを、加減よくゆらぎ、斉えること。

「姿勢の歪みは×、整えることは○」とか、「姿勢は正さなければならない」といった断見や先入観が、命のリズムを見失わせ、狂わせます。

人もイモ虫も、その時々に応じて、姿勢を整え、正し、歪めながら、そのいずれにも偏ることなく、生を育んでいます。

いにしえの人々は、整／正／歪のように、関連する三つのものが過不足なくそろうことを「斉*」と表し、そのような状態へおもむくことを「斉える」と称したようです。全身に分布する筋肉（骨格筋）などもこれに習い、伸／平（非伸非縮）／縮といった三つの態のはざまをゆらぎながら、関節を動かし、姿勢を斉えようとしています。

人の筋肉やミミズのみならず、自然界におけるすべての事象が、呼と吸、活動と休息、摂食と排泄、昼と夜、寒と熱、夏と冬、南と北、明と暗、始と終 ―― というように、一見《いっけん》二つのチカラを対峙させるかのような姿を見せながら、じつはそこに、つながり流れ巡るという第三の役柄を加え、三のリズムで生を育くみ死を重ね、自然界全体のバランスをはかっていました。

**＊斉《さい》**
過不足なく、ととのえること。
◇印を三つそろえた象形文字。

＊参考図書
藤堂明保編
『漢和大辞典』学習研究社

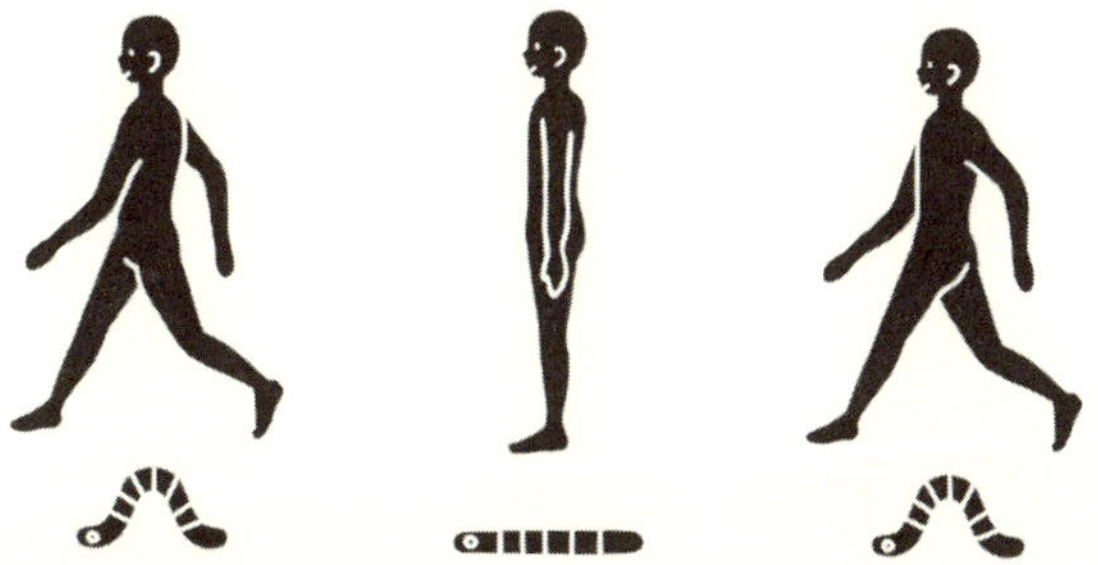

コラム④

# 三つの面と姿勢《しせい》と姿斉《しさい》

人間は三次元空間の中で、
前額面・矢状面・水平面とよばれる
三つの面を基盤としながら、
あらゆる方向に動いています。

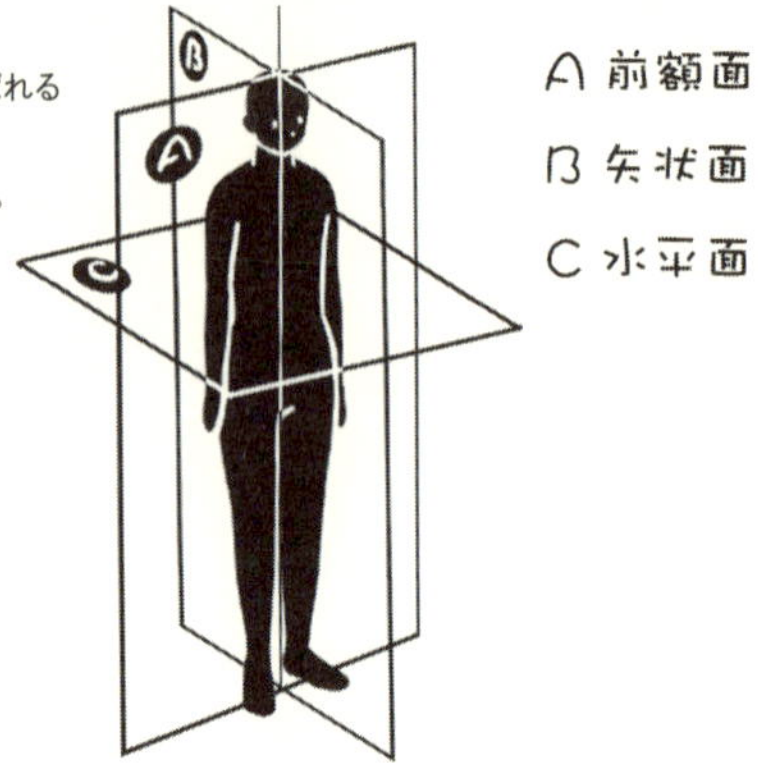


身体のある部分にゆがみやみだれが生じ、これをそのまま放置し続けると、ここから第二、第三の代償的なゆがみやみだれが発生し、次々とその数を増やしていきます。前額面(図A)・矢状面(図B)・水平面(図C)とよばれる三つの面を基盤としながら、身体はまるで樹木のように、あらゆる方向へ動き傾き、全体の姿勢バランスを保持しようとするからです。

ところが、これも続きません。ごまかしつつ姿勢全体のバランスを保ってきただけであって、部分的な問題は未解決のままであるからです。その限界に達したとき、破れたダムのように、それまで隠し続けていたさまざまな問題が、次々と露呈してきます。

ただし、全体のバランスを保とうとする身体のしくみに、自分自身の感覚をうまく組み合わせて逆利用していくことで、姿勢が斉《ととの》うべき方向がおのずと導き出され、自分自身で確実に問題を改善できるようになります。

その具体的な方法が姿斉《しさい》です。

三つの面に沿うようにして、身体の各所を前後・左右・ねじり(六方向)に動かしてみて、その中で、もっとも心地よく、痛みがなく、硬くなく、しっくりとくる方向へのしぐさや動きをみつけ、そのしぐさや動きをデフォルメして、どんどんと積み重ねていけば、姿勢が自動的に斉えられていきます。

# 六章　しぐさに応じる

## 姿斉《しさい》の実際①

背伸び、あくび、指組み、横すわりなどの何気ないしぐさをうまく応用すると、おのずと姿勢が斉いはじめ、さまざまな問題が改善されていきます。

笑えるくらい簡単な、嘘のような本当の話です。

なお、姿斉《しさい》には「〇〇症に対して、〇〇の動きをする」といった、マニュアルめいた指示は原則的にありません。

「一日何回、週に何回行え」といった指示もありません。

指紋のように異なる個々人の運動量や改善法を、機械に対するようにワンパターンというわけにはいかないのです。

そのような決め事にわざわざ付き合わなくても、自分の感覚をたよりに、自分の気の向いた時に、自分が心地よい動きを、自分が満足できる回数だけ行ったほうが、効果は高いのです。

# 13 「背伸び」で姿《し》斉《さい》する

## スタイルを斉え、胃腸や頭の働きなどを改善する

人は、「目覚めた時」「長い時間机に向かっていた後」「前かがみの仕事を続けていた後」などに、おもわず「背伸び」をします。

　気づいてみればあたり前の話ですが、背中を丸くし続けていることに耐えかねた自分の身体が、無意識の領域から意識の領域に働きかけて、「背伸び」という何気ない動きを引き出したというわけです。

　ところで、「背伸び」と呼ぶため、ほとんどの方々が誤解していますが、実際に伸びているのは、背ではなく腹です。

　言葉とは裏腹に「背伸び」とは、じつは伸びすぎて疲労したり鈍磨した背中の筋肉を縮め、姿勢をほどよく斉えようとする「くつろぎ反応*」なのです。

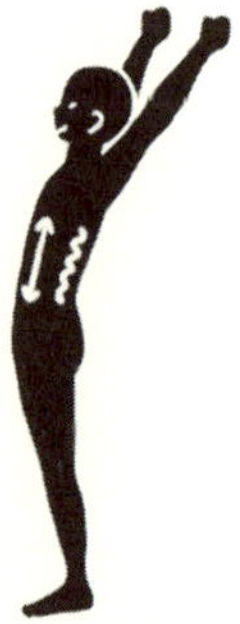

＊くつろぎ反応
　くつろぐことによって、無意識のうちに姿勢を斉えようとする「くつろぎ反応」は、独立したひとつの反応ではなく、活動することによって姿勢を斉えようとする「活動反応」と表裏一対をなし、必要なときに互いが反転しています。

ただし同じ背伸びでも、緊張状態から弛緩状態へ向かおうとする時の背伸びと、弛緩状態から緊張状態へ向かおうとする背伸びがあります。

双方ともに姿勢を斉えようとするくつろぎ反応には違いないのですが、とくに前者を「くつろぎ反応」、後者を「活動反応」*とよんでいます。

「くつろぎ反応」による背伸びが、伸びすぎて疲労した背中の筋肉を縮めながら（これを専門的に伸張性収縮といいます）姿勢を斉えようとしているのに対して「活動反応」にみられる背伸びは、弛《ゆる》んだ筋肉を収縮させ（これを短縮性収縮といいます）、覚醒状態を鼓舞／促進させながら、姿勢を斉えようとしています。

どちらにしても、背伸びを心地よく行うことで、丸くなっていた背中は真っ直ぐになり、押しつぶされていた腹部が開放され、胸が引きあがり、頭の働きや肺や胃腸の調子が回復していきます。

**＊活動反応**

「貧乏ゆすり」「ふるえ」「落ちつきがないと見られている子どもの身ぶりそぶり」などは、「活動反応」の一種と考えられます。これを無理に止める必要はありません。

おおいにゆすり、おおいにふるえ、おおいに走り回りましょう。

「活動反応」の要求がみたされれば、あとはかってに、とまります。

・P88コラム⑤姿勢を斉える無意識的なしぐさ(BBR)もご覧ください。

# 自然に姿勢を育える
# 姿斉《しさい》・共通ルール



①
各ページの図を見ながらそれぞれの動きを行い、
**一番心地よい動き（痛くない・柔らかい・引きつれがない・しっくりくる）と、そうでない動き（痛い・硬い・引きつれる・しっくりこない）を感じとる。**
（姿勢が斉っていない人は、必ず動きや感覚に差がある）

②
**一番心地よい動きを、８秒×４回（基本回数）行い、その後、はじめの姿勢に戻り二呼吸間ほど休む。**
（姿勢の乱れや崩れの強弱に個人差があるので、秒数や回数を厳格に守る必要はない。ただし、強い人ほど秒数や回数を増やす必要がある）

③
**①で心地よくなかった動きを行い、改善を確かめる。**
（うまく姿斉されていると、心地よく動けるようになっている。変化が少なかった場合、基本回数を増やしていく）

④
**再度①の時に心地よかった動きを行い終了する。**
（バランスのとれた姿勢を記憶させるために、必ずここで終わる）

**註１** 自分の感覚を信頼し、**痛む、硬い、引きつれる、しっくりしない、具合が悪くなる等の感覚が生じる動きはけっして行わない**こと（確認のための動きは別）。**今できない動きはとばし、他の姿斉動作を行った後、再度試みる。**

**註２** 各項の表題にいちおうの効能を書いているが、ほんらい身体はひとつであるため、姿勢をうまく斉えていくことで、健康、容姿、運動能力、各種の症状等の改善は同時に始まる。**個々の名称にとらわれず、自分自身が心地よいと感じる動きをどんどんと行っていく**ことが、結局は自分自身を救う近道となる。ただし**中毒**（**P１０６ コラム⑥**）**に要注意。**

# 「背伸び」で姿斉《しさい》する

**ほどよく動けば、背中や肩が軽くなり、ウエストがしまり
バスト・ヒップがもちあがる**

## ●はじめの姿勢

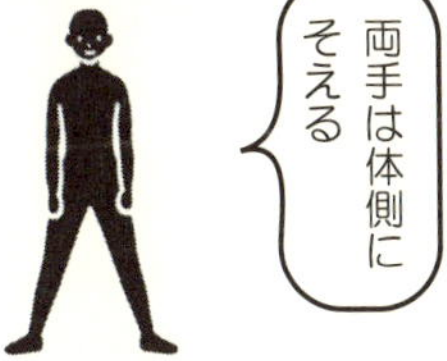
両手は体側にそえる

AとBの動きを行い、一番心地よい動き（痛くない・柔らかい・引きつれがない・しっくりくる）と、そうでない動き（痛い・硬い・引きつれる・しっくりこない）を感じとる

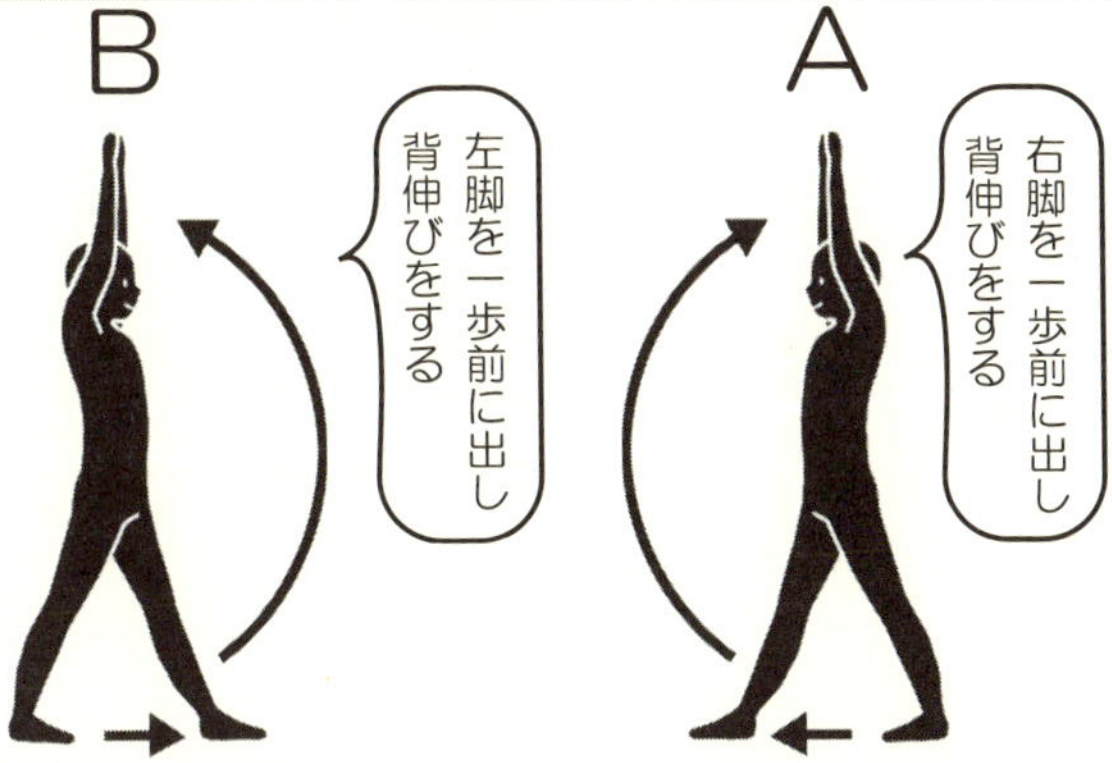
B
左脚を一歩前に出し背伸びをする
A
右脚を一歩前に出し背伸びをする

どちらの動きにも痛みや違和感を感じる方は、この動きを行わず次のページに進む

一番心地よい動きを、８秒×４回（基本回数）行い、その後はじめの姿勢にもどり二呼吸間ほど休む

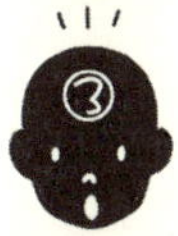

①で心地よくなかった動きを行い、変化を確かめる

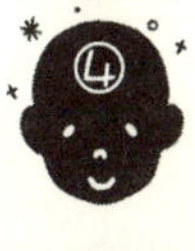

再度①のときに心地よかった動きを行い、この動きを終了する

# 14 「あくび」で姿斉《しさい》する

## アゴや顔のずれ、顎《がく》関節症、留飲困難などを改善する

アゴにずれが生じると、口がいつも片開きになっている、あくび*のたびにクツクツと音がする、口を大きく開けられない、左右どちらかでしか噛めない、ひどい時にはアゴがガクンとはずれたように感じる——などと、けっこう大変です。

アゴのずれは、虫歯、歯並びの悪さ、唾液障害、溜飲困難などにも大きな影響をおよぼしているものと考えられます。

アゴにかぎらず、人体に数多く点在する関節は動きの支点であるとともに、姿勢を斉えようとするバランサーとしての役割を担っています。

その中でもひときわ大きく、しかも人体の最上位近くに位置しているのが、アゴの関節（顎関節）です。

**＊あくび**

あくびも背伸びと同じように、緊張状態から弛緩状態へ向かおうとするときに生じる「くつろぎ反応的あくび（眠たいときに生じるあくび）」と、弛緩状態から緊張状態へ向かおうとするときに生じる「活動反応的あくび（目覚めたときに生じるあくび）」とがみられます。

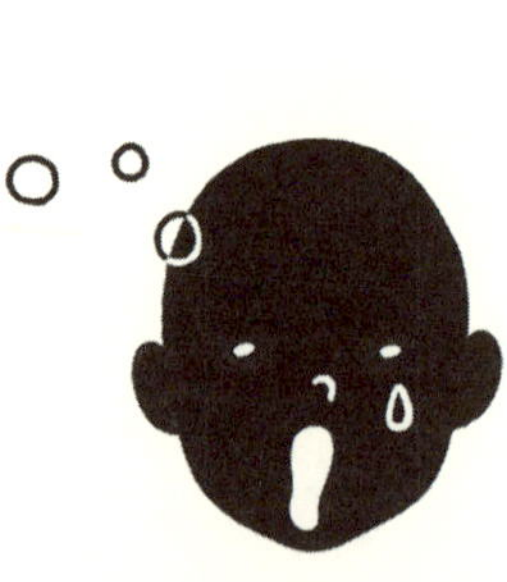

そのような理由から、アゴの関節は首の関節とならんで、姿勢のみだれ*の最終調整的な役目を果たすと共に、そのみだれの程度を見定める大きな目安にもなります。「アゴのずれが大きい人ほど姿勢のみだれが大きい傾向にある」——と推測できるわけです。

ただし、「姿勢のゆがみ（この本でいうみだれやくずれ）は、アゴや歯のずれが原因である」とする、一部の方々の意見には同意しかねます。

もちろんアゴや歯並びの悪さが、姿勢のゆがみの「一因」であることに異論ありません。ですが、それが「原因」であるとは決して断言できるものではありません。

骨折、利き手・利き足への偏り、同じ動作のくり返しによる筋肉のつき方の偏り、何らかの内臓病などでも、姿勢は簡単にみだれます。

さて、肝心な話が後回しになってしまいましたが、じつは、さまざまな問題をひきおこすアゴのずれを、「あくび」をうまく応用して姿斉《しさい》することで、改善していくことができます。

しかも同時に、姿勢がむりなく斉えられていきます。

**＊歪と整と斉**

ひずみもゆがみも、ともに漢字では「歪み」と書きますが、どちらにしても、歪みには悪いイメージがつきまとっているようです。

しかし、そもそも「歪」とは、広がる正しさ（不＋正）、「整」とは、束ねる正しさ（束＋正）、「正」とは真ん中の正しさ——を示した文字のようです。

姿斉は、「歪」「正」「整」として分けて捉えず、「整正歪」の三つの流れのはざまを、バランスよくゆらぎ斉えようとする方法です。

# 「あくび」で姿斉《しさい》する

ほどよく動けば、アゴのラインがスッキリとし、
鼻のとおりも改善される

●はじめの姿勢

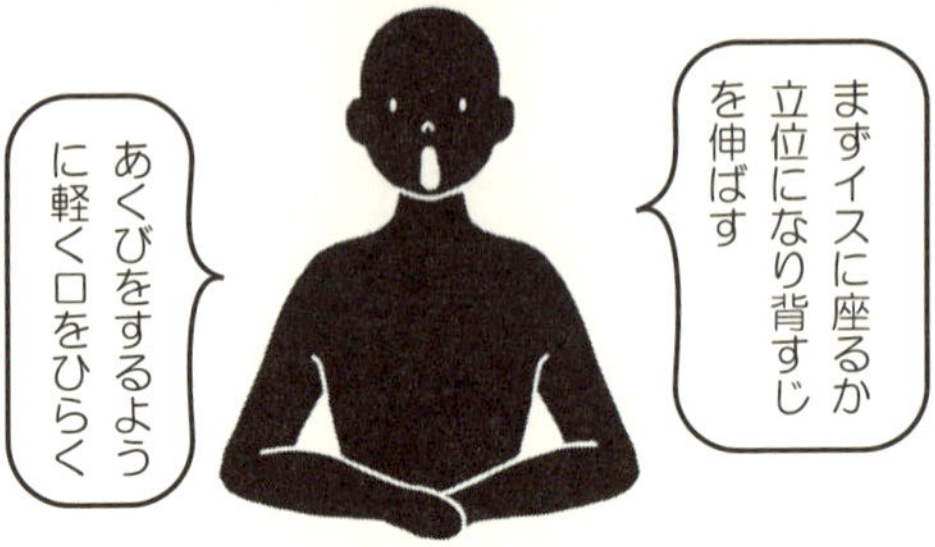
まずイスに座るか立位になり背すじを伸ばす
あくびをするように軽く口をひらく



AとBの動きを行い、一番心地よい動き（痛くない・柔らかい・引きつれがない・しっくりする）と、そうでない動き（痛い・硬い・引きつれる・しっくりしない）を感じとる

## A

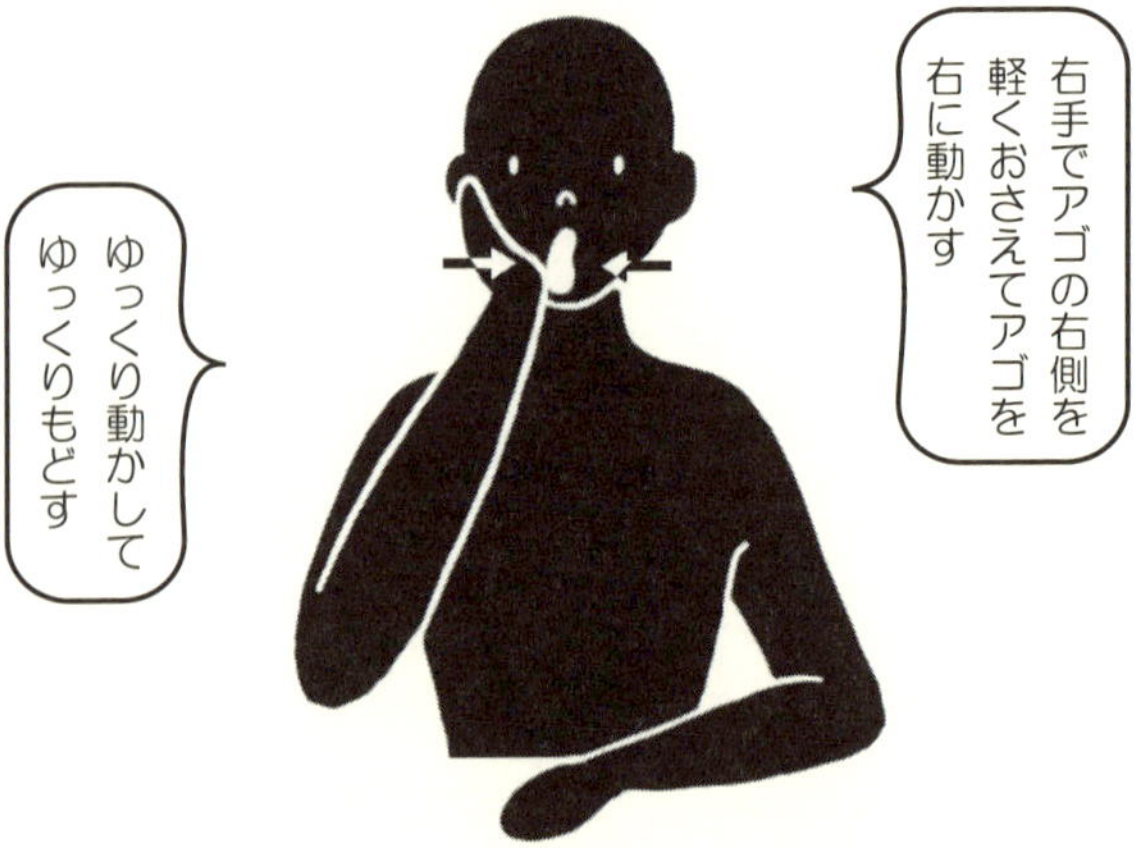
右手でアゴの右側を軽くおさえてアゴを右に動かす
ゆっくり動かしてゆっくりもどす

㊟ 座るのがつらい方は、仰向けに寝て行ってよい
右手で押さえるのがつらい人は左手でおさえてもよい

# B

左手でアゴの左側を
軽くおさえてアゴを
左に動かす
ゆっくり動かして
ゆっくりもどす

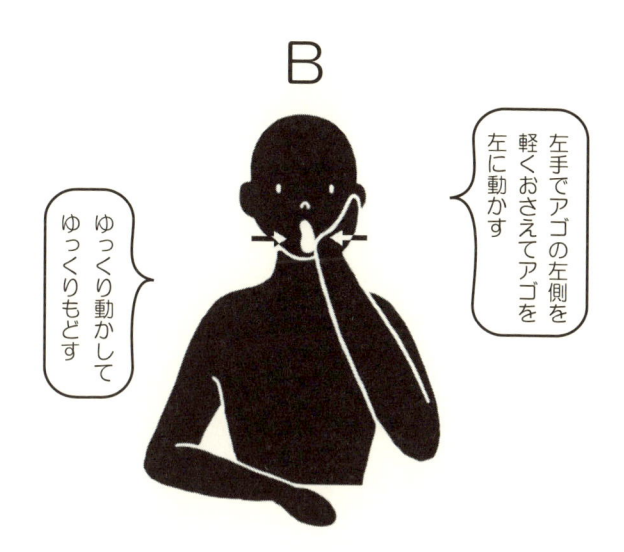

注　Aの動作を仰向けで行った場合は、Bの動作も仰向けで行う
左手で押さえるのがつらい人は左手でおさえてもよい

どちらの動きにも痛みや違和感を感じる方は、この動きを行わず次のページに進む

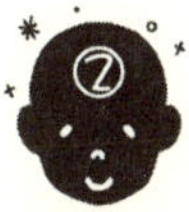
②

一番心地よい動きを、８秒×４回（基本回数）行い、その後はじめ姿勢にもどり二呼吸間ほど休む

③

①で心地よくなかった動きを行い、変化を確かめる

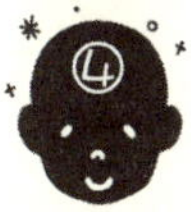
④

再度①のときに心地よかった動きを行い、この動きを終了する

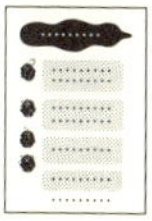

＊動きの流れについての詳細は、姿斉共通ルール（P58）参照

# 15 「頬づえ」で姿斉《しさい》する

## 顔や鼻の曲がり、偏頭痛、蓄膿《ちくのう》、眼圧、耳鳴りなどを改善する

「頬づえをついていると噛みあわせが悪くなる、顔がゆがむ」などと明言された本やお話を、たまに見かけますが、はたして——。

少なくとも姿斉《しさい》をお伝えしてきたこの十数年、「頬づえ」をついてアゴや顔がまがったり、噛みあわせを悪くしたという人を知りません。

といいますか、この「頬づえ」をほどよく応用して加減よく自分自身で動いていくことで、世の常識とは裏はらに、噛み合わせがよくなったり顔のまがりが改善されたりするのです。

あえて世の常識に逆らったり、奇をてらおうというのではありませんが、自然律や自分律にしたがえば、そうなるものはそうなります。

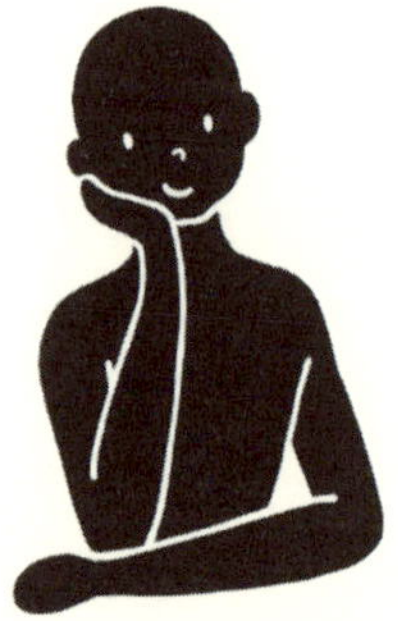

「頬づえ」には、およそ次にあげた六つのタイプがみられます、

1、右手で右頬をささえて顔を右に向けやすい人
2、右手で右頬をささえて顔を左に向けやすい人
3、左手で左頬をささえて顔を右に向けやすい人
4、左手で左頬をささえて顔を左に向けやすい人
5、両手で両頬をささえて顔を左に向けやすい人
6、両手で両頬をささえて顔を右に向けやすい人

この中で、自分自身が最もしっくりとする「頬づえ」を、少しだけ誇張しながら、心地よい範囲内で、毎日少しずつ続けてみます。

自然律、自分律の流れにのって、加減よく「頬づえ」をついていくことで、いつのまにか、顔のまがり・鼻のつまり・耳鳴りなどが改善され、偏頭痛がおさまり、眼圧なども減少していくことと思います。

軽いものであれば、いつのまにかといわず、すぐさま効果を感じとることができるでしょう。

# 「頬づえ」で姿斉《しさい》する

## ほどよく動けば、顔が斉い、偏頭痛が和らぎ、肩や肩まわりが軽くなる

●はじめの姿勢

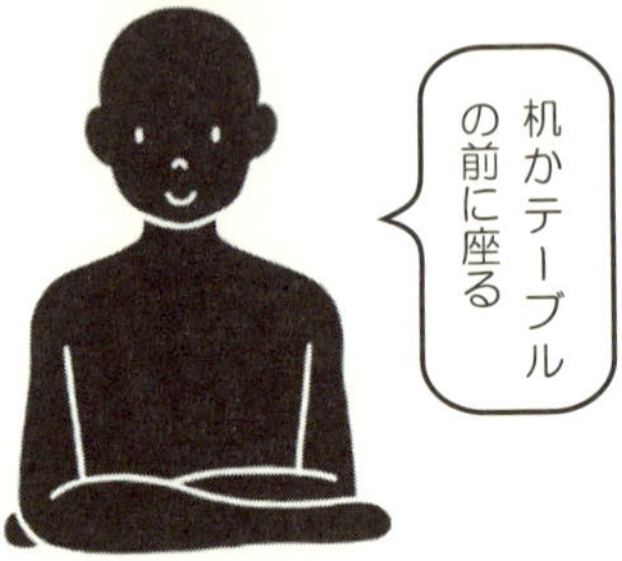
机かテーブルの前に座る

A〜Eの動きを行い、一番心地よい動き（痛くない、柔らかい・引きつれがない・しっくりする）と、そうでない動き（痛い・硬い・引きつれる・しっくりしない）を感じとる

A

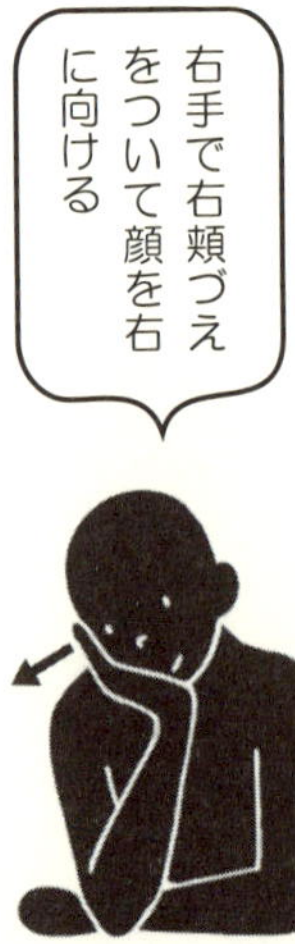
右手で右頬づえをついて顔を右に向ける

B

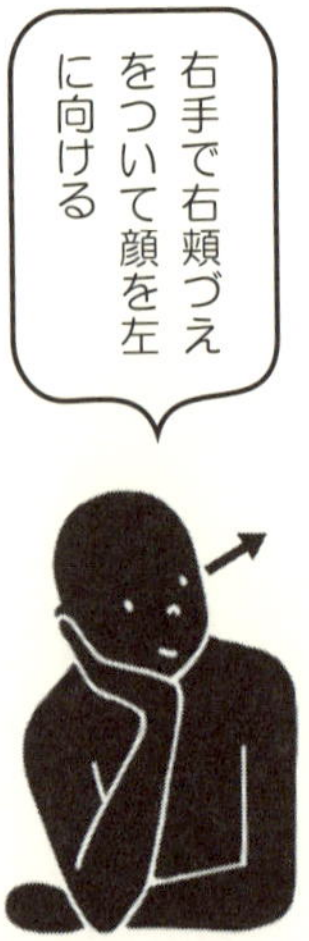
右手で右頬づえをついて顔を左に向ける

C

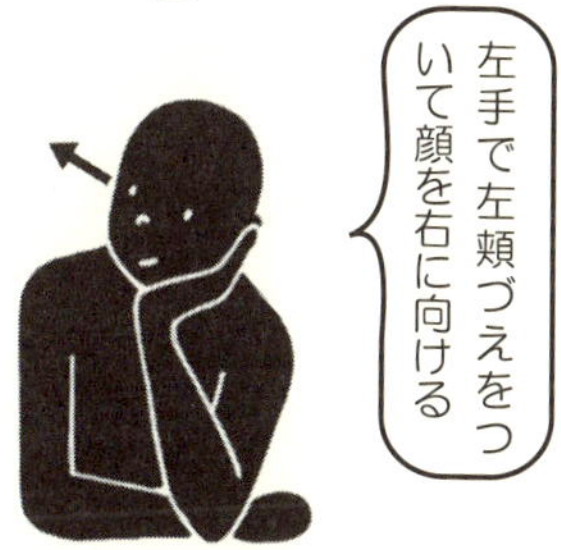
左手で左頬づえをつ
いて顔を右に向ける

D

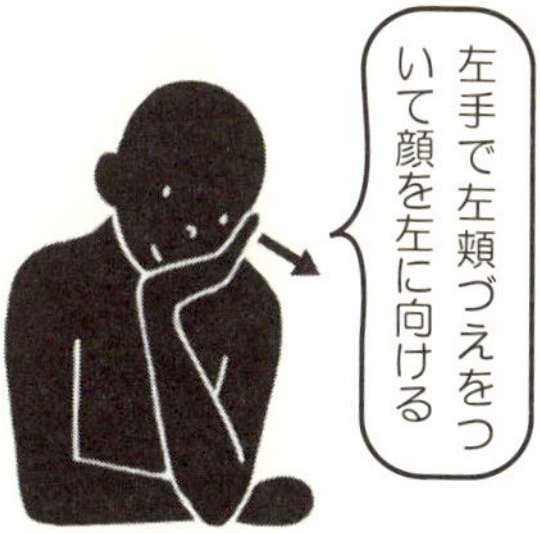
左手で左頬づえをつ
いて顔を左に向ける



E

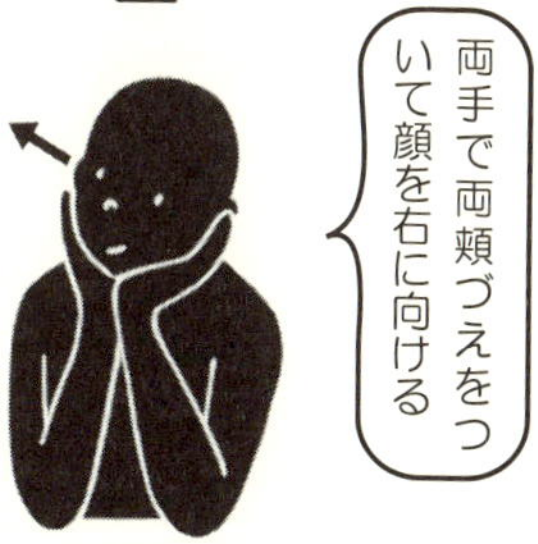
両手で両頬づえをつ
いて顔を右に向ける

F

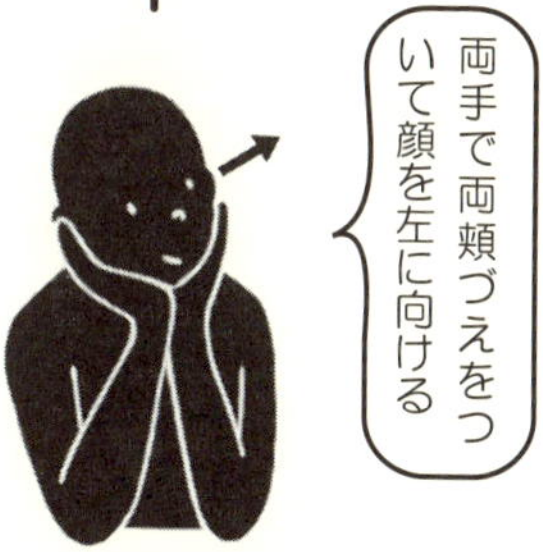
両手で両頬づえをつ
いて顔を左に向ける

どの動きにも痛みや違和感を感じる方は、この動きを行わず次のページに進む

② 一番心地よい動きを、８秒×４回（基本回数）行い、その後はじめ姿勢にもどり二呼吸間ほど休む

③ ①で最も心地よくなかった動きを行い、変化を確かめる

④ 再度①のときに心地よかった動きを行い、この動きを終了する

＊動きの流れについての詳細は、姿斉共通ルール（P58）参照

# 16 「指組み」で姿斉《しさい》する
## 指のこわばり、手首や肘《ひじ》の不調、肩こり、脳の働きなどを改善する



人は知らないうちに、両手の指を組んでいたりします。この時、なぜだか、ある人はきまって右親指を上、またある人は左親指を上にしており、これをあえて逆に組むと、しっくりこなかったり、落ち着かなかったりするはずです。

このような指組みが、「脳や心の働きと密接な関係がある」という研究*があるのですが、姿斉《しさい》では、指組みなどの何気ないしぐさや動き癖が、カラダ／ココロのバランスを図るために生じる「くつろぎ反応*」であると捉え、姿勢を無理なく斉えることに応用しています。

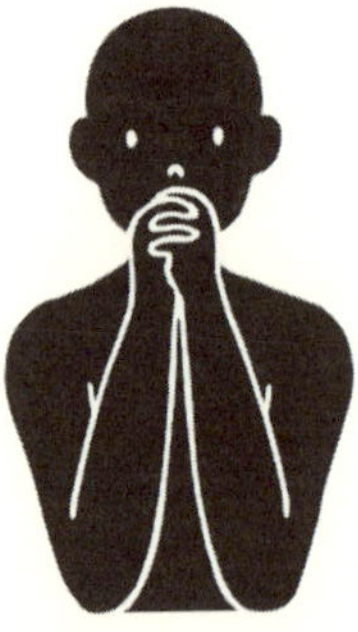

**＊指組み腕組みは、脳や心のバランスを斉える**
『ヒトはなぜ指を組むのか』、『脳バランス力とこころの健康』(ともに坂野登著　青木書店)の中で、指組みや腕組みなどのしぐさと脳や心の働きとの関係が、詳しく語られています。
ご興味のある方はご一読ください。

「くつろぎ反応」、あるいは時としてこれが反転した「活動反応」*をうまく応用／活用していくことで、軽い肩こりや指のこわばりなどは、自然に消えていきます。

また、姿斉の動きに慣れてくると、首の骨の並びも斉い、めまいや偏頭痛にも効果をあげます。

**＊くつろぎ反応と活動反応**

くつろぎ反応と活動反応との関係は、無意識のうちに姿勢を斉えようとする表裏一体の反応。

緊張状態から弛緩状態へ向かおうとする時の反応は「くつろぎ反応」、弛緩状態から緊張状態へ向かおうとする時の反応を「活動反応」としています。

## くつろぎ反応例（指組み）

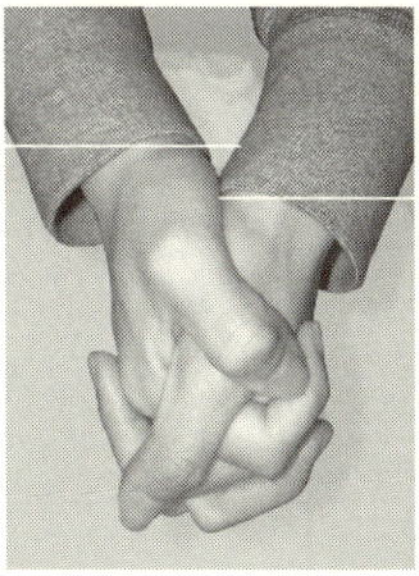

指を組みにくい側（非くつろぎ反応側）
手首の位置がずれ手が重ならない

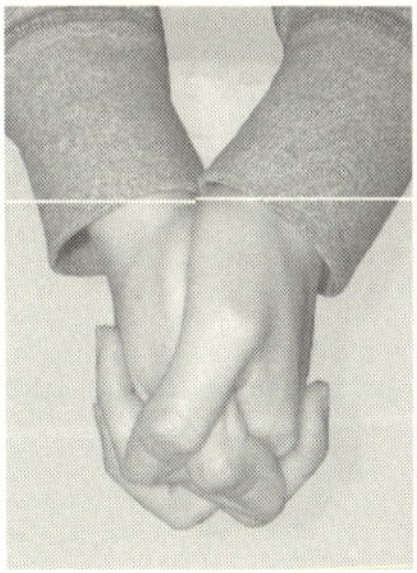

指を組みやすい側（くつろぎ反応側）
手首の位置がそろい指がしっかりと組める

# 「指組み」で姿斉《しさい》する

**ほどよく動けば、反対側も組みやすくなる**
**そして脳のクセや働きもかわる?!**

●はじめの姿勢

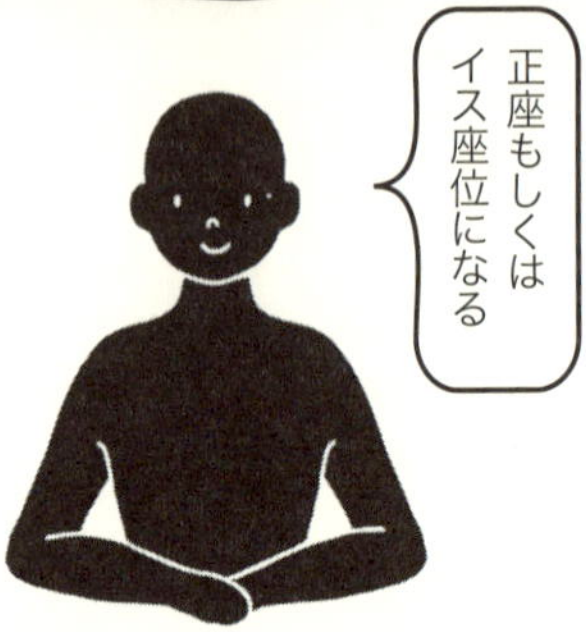
正座もしくはイス座位になる

AとBの動きを交互に行い、心地よい側(痛くない・柔らかい・引きつれがない・しっくりする)と、そうでない側(痛い・硬い・引きつれる・しっくりしない)を感じとる

B

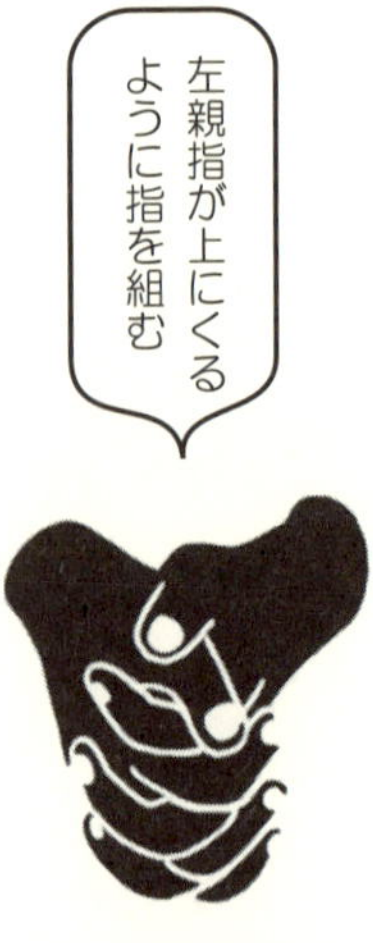
左親指が上にくるように指を組む

A

右親指が上にくるように指を組む

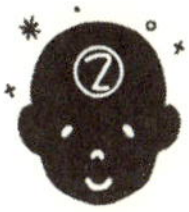

組みやすいと感じた側で指を組み、下記の要領でCかDのやりやすい側を選択し8秒×4回（基本回数）行う。その後はじめの姿勢にもどり二呼吸ほど休む

C

組みやすい側の上になってる親指を前に押し出しながら手のひら全体を上から下へ回転させると同時に反対側の手を手前に引きながら下から上へ回転させる。

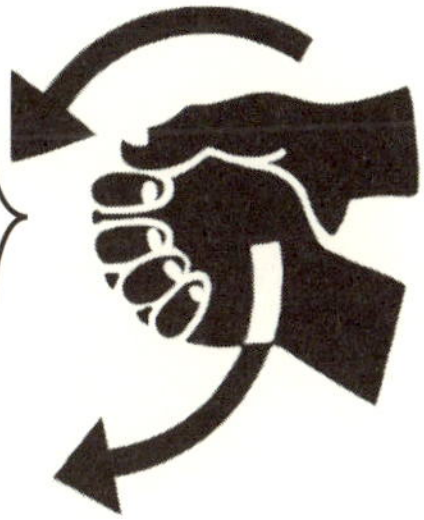

D

組みやすい側の上になってる親指を手前に引きながら手のひら全体を下から上へ回転させると同時に反対側の手を前に押し出しながら上から下へ回転させる。

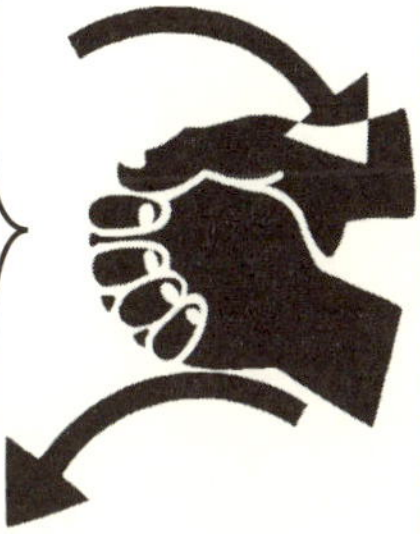

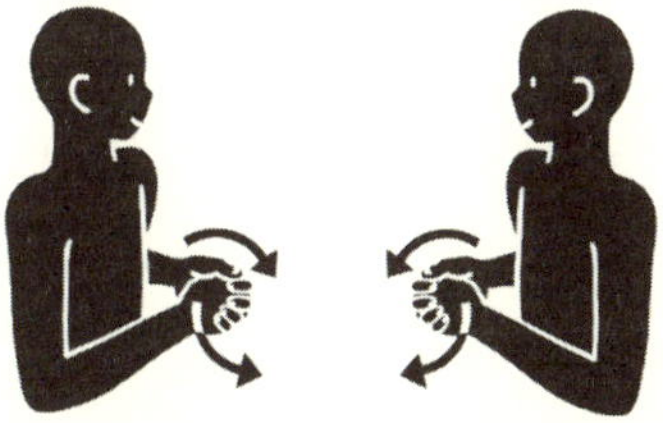

注　手の動きに合わせて肩も無理なく動かす

どちらの動きにも痛みや違和感を感じる方は、この動きを行わず次のページに進む

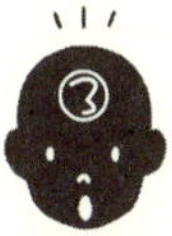

①で心地よくなかった指組み（AかB）を行い、改善を確かめる

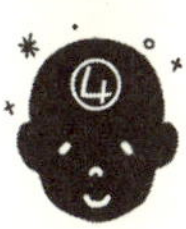

再度、指を組みやすかった側の動き（CかD）を行い終了する

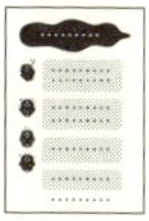

＊動きの流れについての詳細は、姿斉共通ルール（P58）参照

# 17 「腕組み」で姿斉《しさい》する

## 肩、腕、呼吸器、循環器などの問題を改善する

指組み同様に、「腕組み」というくつろぎ反応も、うまく応用していけば姿勢が斉うばかりでなく、肩こりなどはもちろん、おもに上半身に位置する内臓の問題までもが、けっこうな感じで良好になります。

腕を組んでいる自身の体勢をよく観察してみると、上に乗せている腕と同じ側の肘が、下になっている腕の肘にくらべて、前上方にあります。これに対して、下側の肘はやや後下方にあります。また結果的に、下側の腕で上側の腕を支えているため、下側の肩が、やや下方に引き下げられます。こうして、無意識のうちに身体全体のバランスの回復をはかっています

腕組みという体勢を細かく観察していくことだけでも、今、自分（ワタシ）の身体が、どのような状態を望んでいるのか――に気づけます。

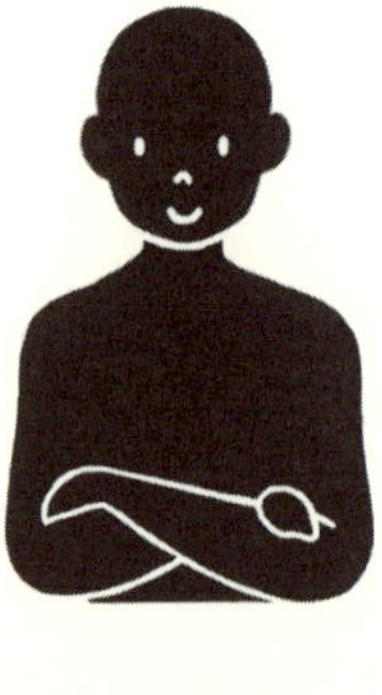

これはちょうど、食べたい物（味）、飲みたい物（味）を摂りながら満足している状況と重なります。

空腹時に食べたいと願う飲食物が「今の自分に一番必要な栄養素を含んでいる」ように、何気なく行っているしぐさや動きぐせが「自分にとって今一番必要な体勢であり動きである」ということです。

今、食べたいものを食べれば体調が回復してくるのと同様に、何気なく行っているしぐさや動きを保っていることで、姿勢のバランスが回復してくるのです。ただし、姿勢がみだれが強い場合には、何気ないしぐさや動きを、あえて意識的に補ってやる（強調する）ことが必要になります。

ちなみに、子どもたちが腕を組む姿をあまり見ないのは、彼らが「肉体的にも精神的にも、腕組みを必要としていない」と考えられます。



**くつろぎ反応例（腕組み）**

腕を組みにくい側（非くつろぎ反応側）

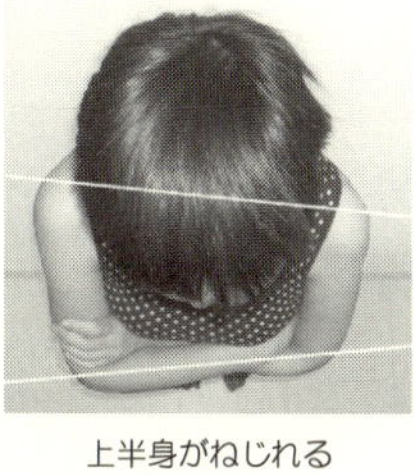

上半身がねじれる

腕を組みやすい側（くつろぎ反応側）

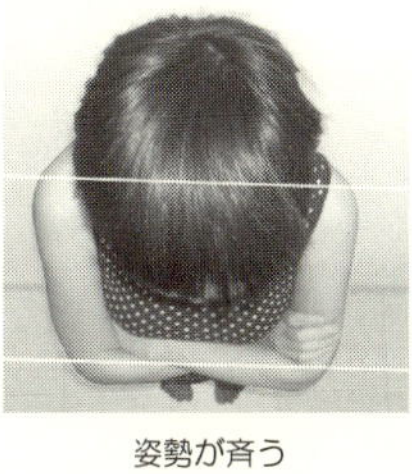

姿勢が斉う

# 「腕組み」で姿臍《しさい》する

ほどよく動けば、肩のコリやハリがやわらぎ、
脳のクセや働きもかわる?!

●はじめの姿勢

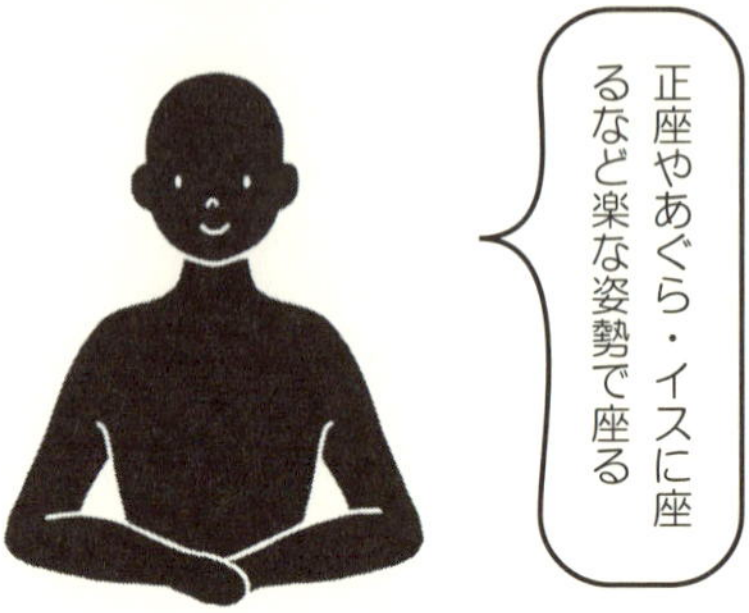
正座やあぐら・イスに座るなど楽な姿勢で座る

AとBの動きを行い、一番心地よい動き（痛くない、柔らかい・引きつれがない）と、そうでない動き（痛い・硬い・引きつれる）を感じとる

A

右腕が前方にくるように腕を組む

B

左腕が前方にくるように腕を組む

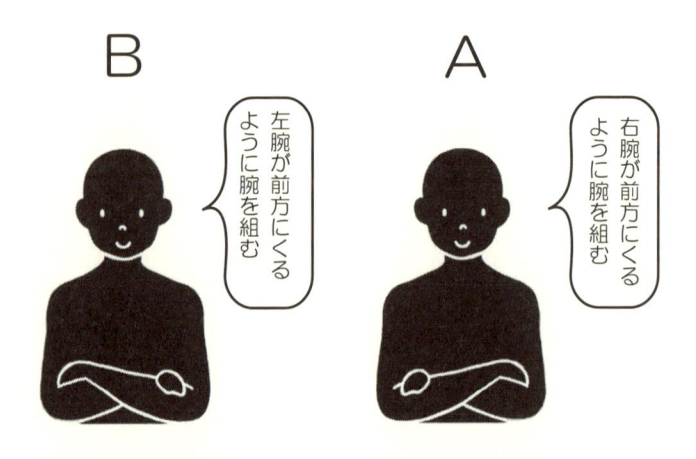

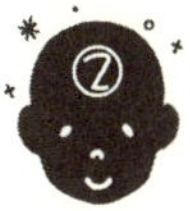
②

組みやすいと感じた側で腕を組み、下記の要領で８秒×４回（基本回数）行う。その後はじめの姿勢にもどり二呼吸間ほど休む

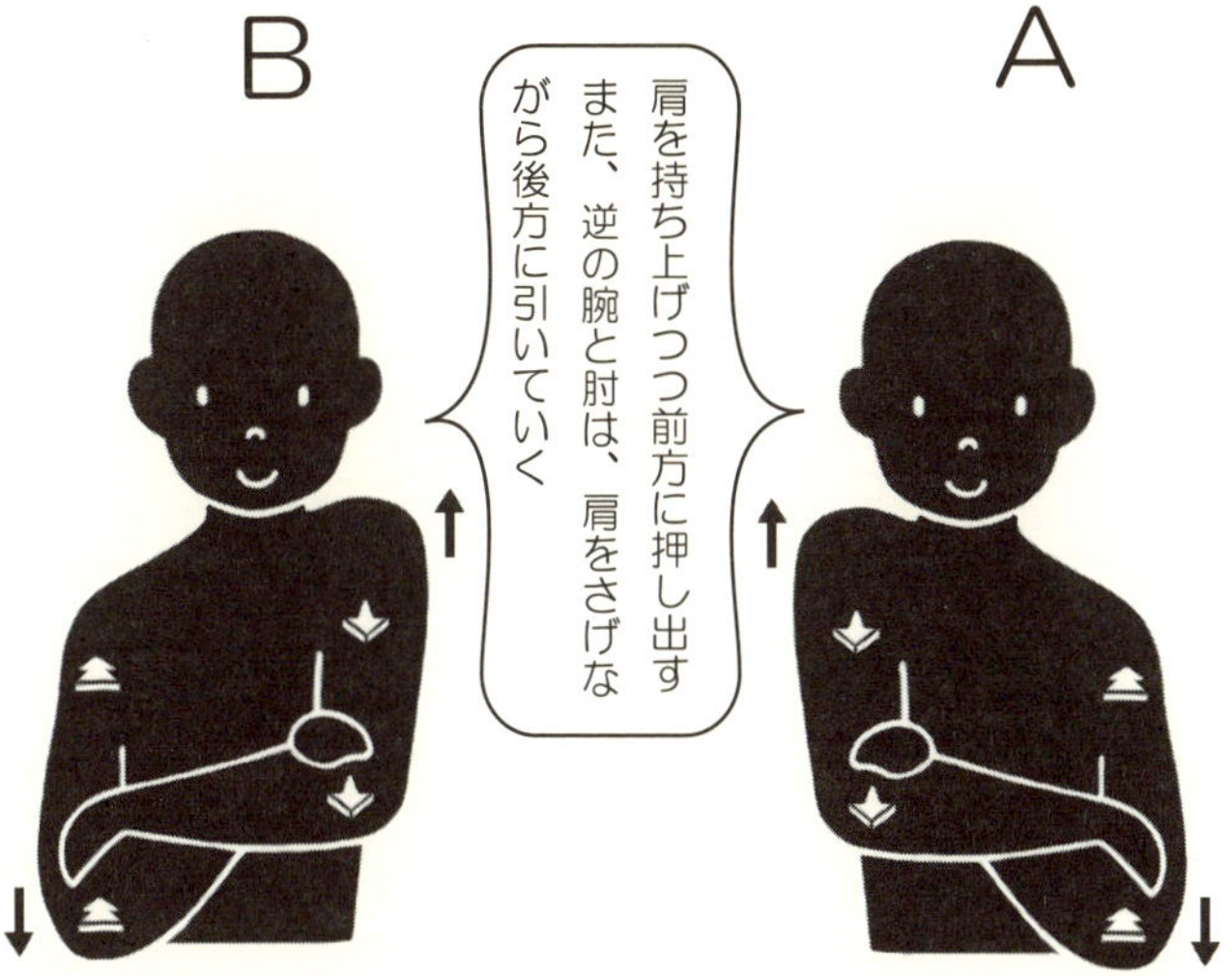
B
A
肩を持ち上げつつ前方に押し出す
また、逆の腕と肘は、肩をさげながら後方に引いていく

注　顔は正面に向けるが、首は楽にしておく
もし顔を動かさないとつらい場合は楽に動かしてもかまわない

どちらの動きにも痛みや違和感を感じる方は、この動きを行わず次のページに進む

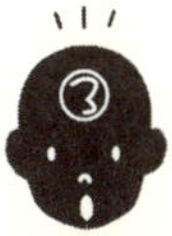
③

①で心地よくなかった動きを行い、変化を確かめる

④

再度腕を組みやすかった側の動きを行い、この動きを終了する

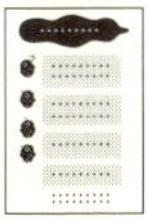

＊動きの流れについての詳細は、姿斉共通ルール（P58）参照

# 18 「脚（足）組み」で姿斉《しさい》する

## 股関節、膝、足、腰の不調を改善し、脚を美しくする

電車などの車内をみわたしてみると、男女に関係なく、座席に座っている方々の多くが脚を組んでいます。

右脚を上に組む人、左脚を上に組む人、頻繁に脚を組みかえる人など、その時々に、さまざまな脚組みの様子が見られます。

また、中には足先だけを組んでいる人や、膝を深くまげて4の字に組んでいる人などもいて、本当に人それぞれ色々なしぐさを見せるものだと感心させられます。

ところで、このような何気ない脚組みや足組みなどがくつろぎ反応であると気づき始めた途端、それまで複雑にもつれていた身体のさまざまな問題の糸口が、ほぐれ始めます。

**くつろぎ反応例（脚組み）**

脚を組みにくい側（非くつろぎ反応側）

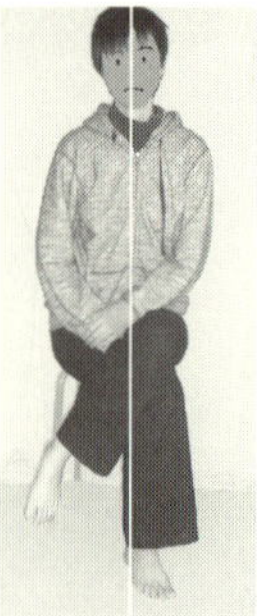

姿勢がみだれる

脚を組みやすい側（くつろぎ反応側）

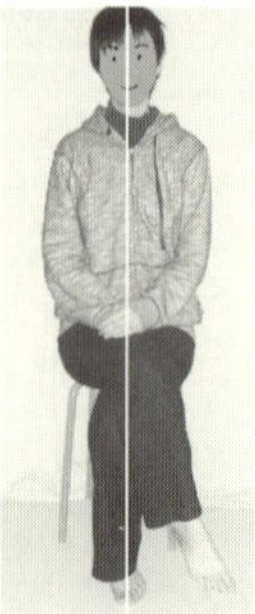

姿勢が斉う

＊白いラインは鼻を中心に引いた重力線

股関節とは脚の付け根あたりに位置する関節ですが、立ったり歩いたりしている間じゅう、この股関節は圧迫され続けています。

そこで多くの人は、椅子などに座った際、股関節を圧迫から開放しようとして、知らずうちに脚や足を組んでくつろぎます。上に組んだ側の股関節周辺の筋肉や靭帯がゆるむからです。

このようにして、誰もがいまの自分に最適な動きを無意識のうちに選択しています。

また人間は他の動物とちがい、利き足や軸足*が比較的はっきりとしているため、人によって左右の股関節の圧迫度合いに差があります。

そのため、比較的圧迫の強い側の脚(足)を上に組む時間を長くしています。この時間調整も、頭で考えたような余計なことをしない限り、知らずうちに行っています。

なお、脚(足)組みも腕組み同様に、体重が軽く身体の使い癖が固定化されていない子どもたちには必要ないようです。ですから彼らの脚組みを見かけることは、ほぼありません。もし脚(足)組みを頻繁に行う子どもがいるならば、姿勢のみだれのサインと捉えるべきでしょう。

**＊利き足と軸足**
たとえばボールを右足で蹴る場合、右足が効き足、左足が軸足となります。

## くつろぎ反応例（正座）

足を重ねにくい側（非くつろぎ反応側）

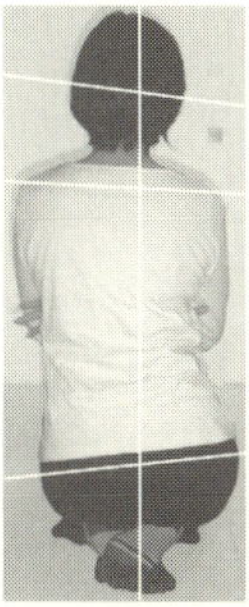

姿勢がみだれる

足をかさねやすい側（くつろぎ反応側）

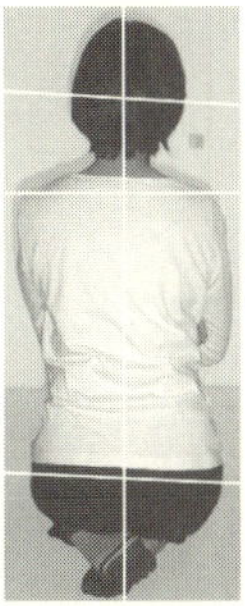

姿勢が斉う

# 「脚組み」で姿斉《しさい》する

## ほどよく動けば、股関節の痛みが緩和され、脚のラインがきれいになる

●はじめの姿勢

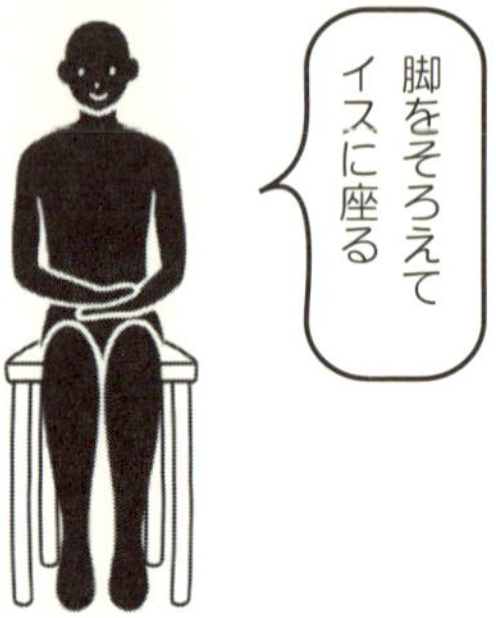
脚をそろえて
イスに座る

AとBの動きを行い、一番心地よい動き（痛くない、柔らかい・引きつれがない）と、そうでない動き（痛い・硬い・引きつれる）を感じとる

A

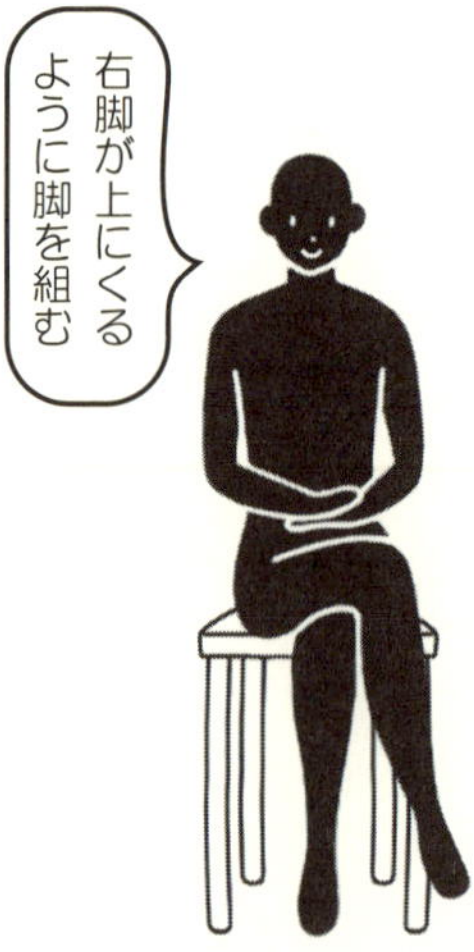
右脚が上にくる
ように脚を組む

B

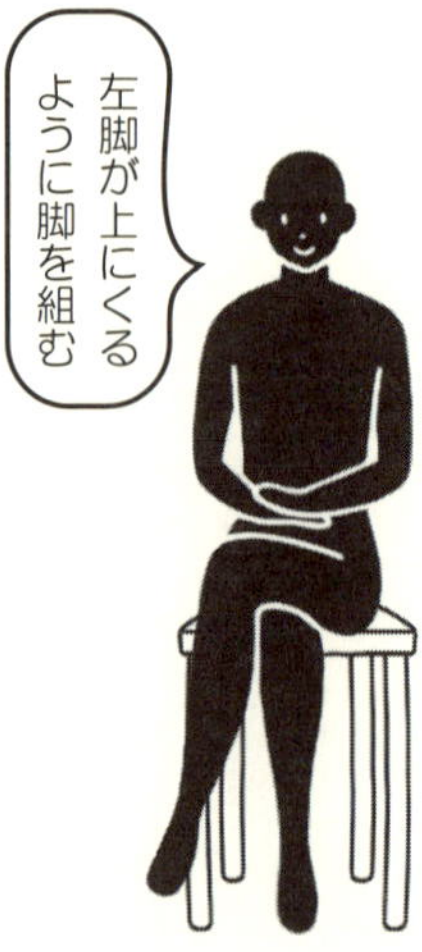
左脚が上にくる
ように脚を組む

②組みやすいと感じた側で脚を組み、下記の要領で８秒×４回（基本回数）行う。その後はじめの姿勢にもどり二呼吸間ほど休む

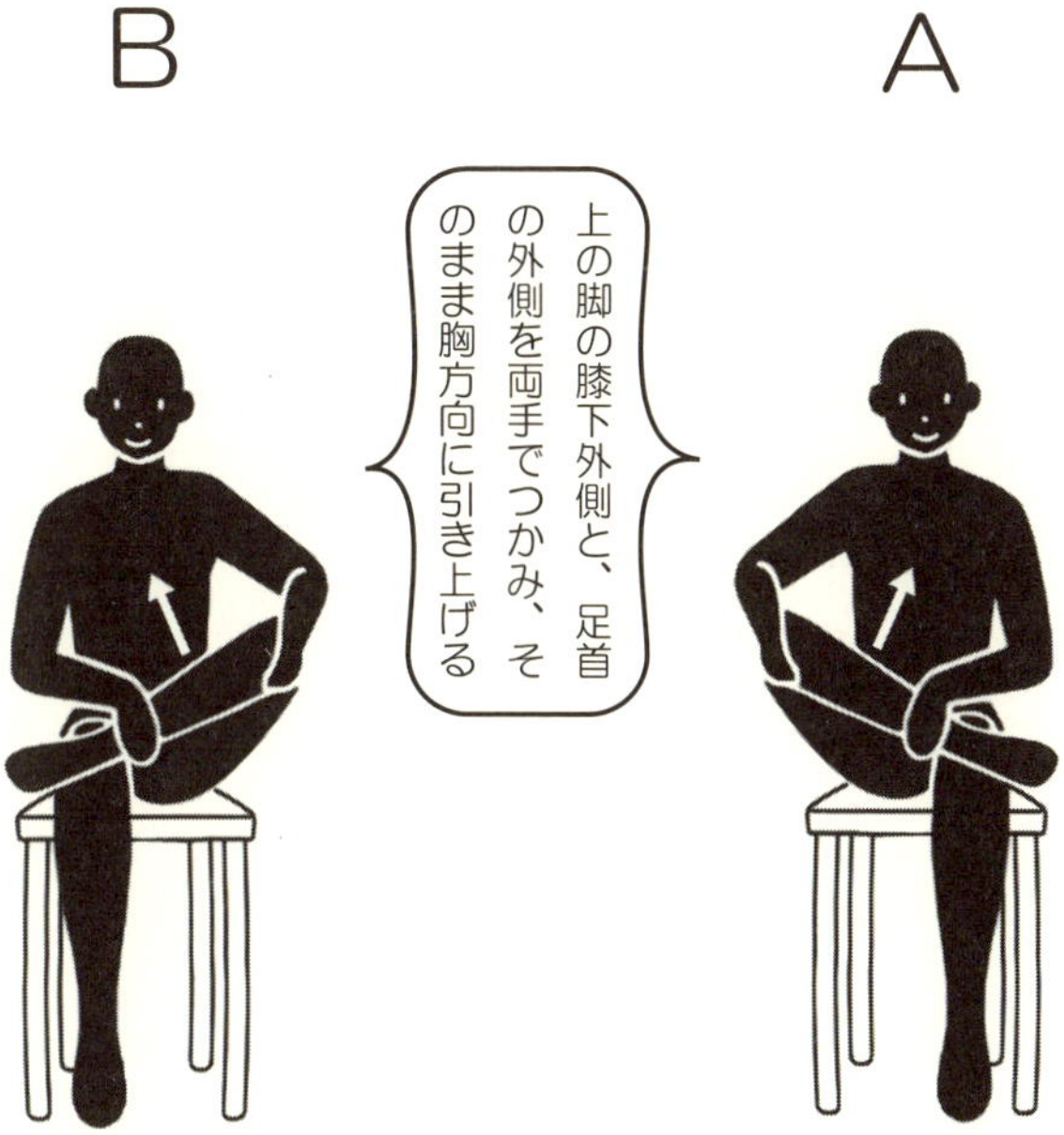
B
A
上の脚の膝下外側と、足首の外側を両手でつかみ、そのまま胸方向に引き上げる

注　顔は正面に向けたまま、できるだけ背すじをのばしておく

どちらの動きにも痛みや違和感を感じる方は、この動きを行わず次のページに進む

③①で心地よくなかった動きを行い、変化を確かめる

④再度脚を組みやすかった側の動きを行いこの動きを終了する

＊動きの流れについての詳細は、姿斉共通ルール（Ｐ58）参照

# 19 「横すわり」で姿斉《しさい》する

## 腰や股関節の痛み、生殖器・泌尿器などの働きを改善し産前産後が楽になる



女性によく見られるくつろぎ反応のひとつに横すわりがあります。ですが、この横すわりも他のくつろぎ反応とおなじように、世間ではあまり評判がよくないようです。

姿勢を論じた本などには「横すわりのような偏った座り方は、姿勢をゆがめる原因となるのでやめましょう」といったことが書かれていたりもします。

ではなぜ世の多くの女性たちは、誰から教わったわけでもなく、指示されたわけでもないのに、無意識のうちに「横すわり」をしているのでしょう。はたして、ほんとうに横すわりが姿勢をゆがめたり、みだしたりしているのでしょうか。

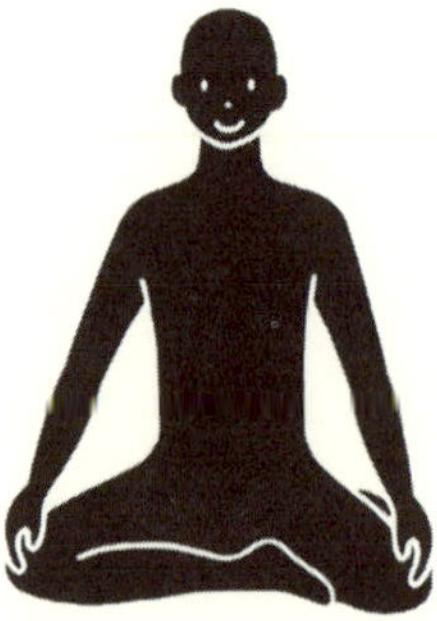

横すわりが、本当に姿勢をゆがめたり、みだしたりしているとするならば、「くつろいでいる最中に、だれもが積極的にわざわざ自身の体を壊している」ということになってしまいます。

ところが「横すわり」がくつろぎ反応であることに気づき、これを応用して動いていくことで、目に見えて姿勢が斉えられていくのです。

横すわりしやすい側で何度か前屈した後に座りづらかった側の横すわりをしてみてください。楽に座れるようになっているはずです。

また、それまで以上に姿勢が美しくなり、しかも身体各所に生じていた数々の問題も、相応に改善されていきます。

ちなみに、「正座の時、どちらかの足を重ねる」というくつろぎ反応もあります。

これなども、頭を優先させて「左右交互に組み変えよう」などと考えないことです。自分（ワタシ）の感覚が必要に応じて求めている話は別ですが、そうではなく頭で考えた余計なことを行うと、必ずどこかでつじつまが合わなくなり、姿勢は、ゆがみ、みだれ、くずれます。



**くつろぎ反応例（横すわり）**

座りにくい側での前屈（非くつろぎ反応側）

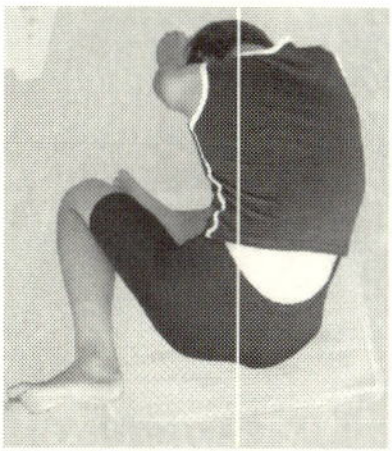

姿勢がみだれる

座りやすい側での前屈（くつろぎ反応側）

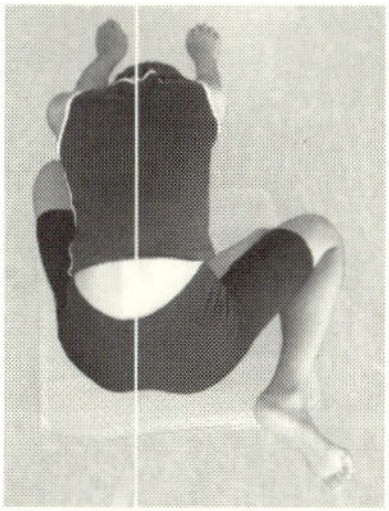

姿勢が斉う

# 「横すわり」で姿斉《しさい》する

ほどよく動けば、お尻周りがスッキリし
腰や股関節の痛みが緩和され、産前産後が楽になる

●はじめの姿勢

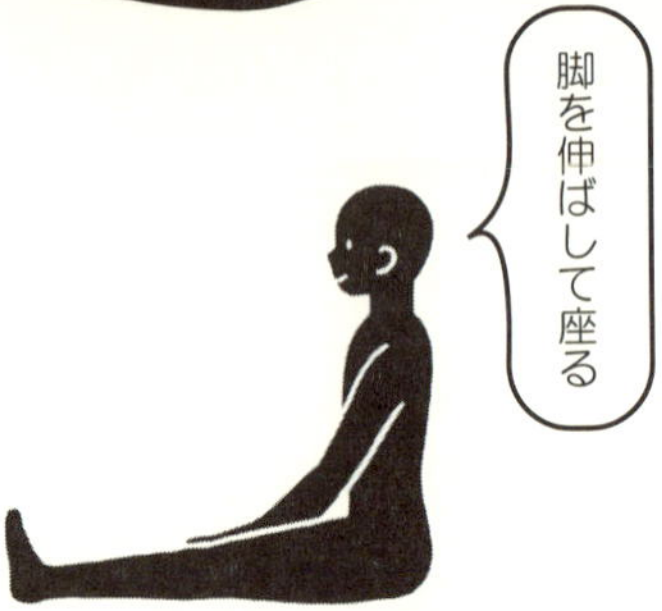
脚を伸ばして座る

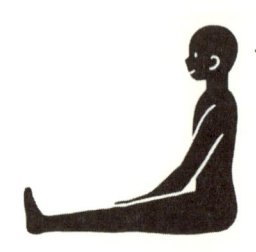

AとBの動きを行い、一番心地よい動き（痛くない、柔らかい・引きつれがない）と、そうでない動き（痛い・硬い・引きつれる）を感じとる

A

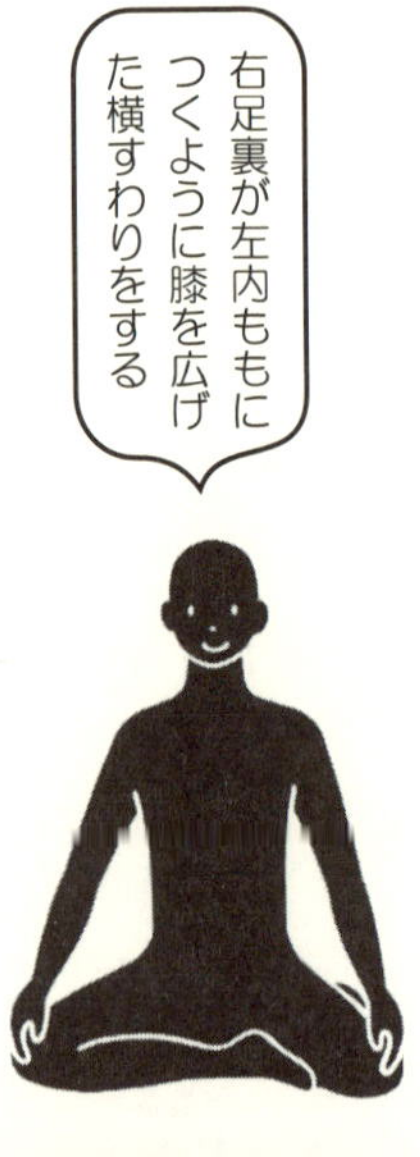
右足裏が左内ももにつくように膝を広げた横すわりをする

B

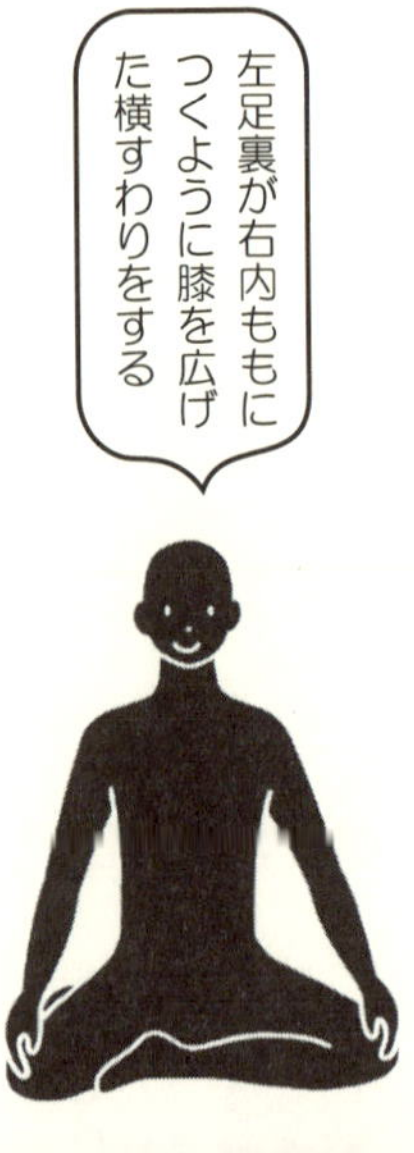
左足裏が右内ももにつくように膝を広げた横すわりをする

② 座りやすいと感じた側で横すわりし、下記の要領で、8秒×4回（基本回数）行う。その後はじめの姿勢にもどり二呼吸間ほど休む

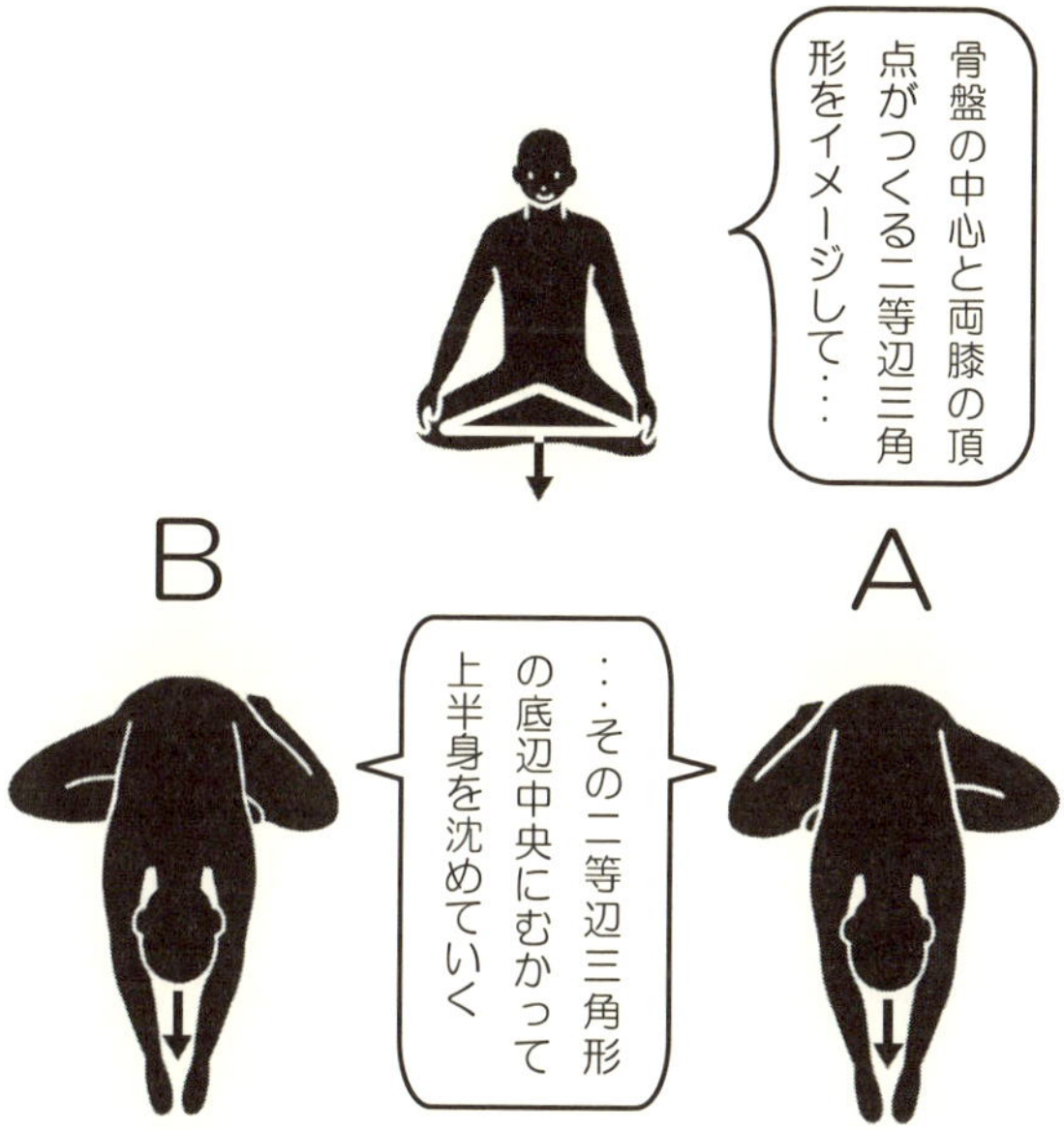
骨盤の中心と両膝の頂点がつくる二等辺三角形をイメージして…
B
A
…その二等辺三角形の底辺中央にむかって上半身を沈めていく

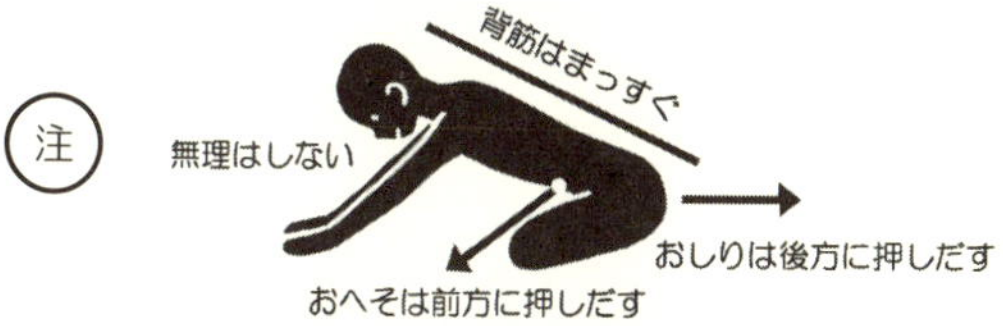
注
背筋はまっすぐ
無理はしない
おしりは後方に押しだす
おへそは前方に押しだす

どちらの動きにも痛みや違和感を感じる方は、この動きを行わず次のページに進む

③ ①で心地よくなかった動きを行い、変化を確かめる

④ 再度座りやすかった側の動きを行い、この動きを終了する

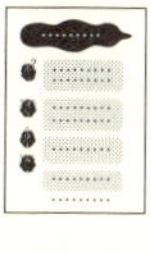

＊動きの流れについての詳細は、姿斉共通ルール（P58）参照

# 20 「あぐら」で姿斉《しさい》する

## 股関節や生殖器・泌尿器などの働きを改善し産前産後が楽になる

男性が床に座る場合、よく「あぐら」を組みますが、右脚を上内に組むほうが楽な人と、左脚を上内に組むほうが楽な人がいるはずです。じつはこれも、くつろぎ反応です。

脚組みの左右の感覚差が大きい人ほど姿勢のゆがみやみだれが大きいのですが、楽な側であぐらを組むことで、本人も気づかぬままに姿勢の歪みや整いをほどよく加減し、姿勢や体調を斉《ととの》えようとしているのです。

骨盤の高さがちがう、股関節の開き具合に左右差がある、頭や背骨が左右どちらかに傾いている――などと、その原因は人それぞれですが、くつろぎ反応という自らの感性から生じた反応に無意識のうちに従いながら「あぐら」を組むことで、姿勢バランスを保とうとしています。

**＊胡座《あぐら》**
右脚を内上に組むと楽な人、左脚を内上に組むと楽な人、どちらも差のない人、胡坐ができない人などがいる。

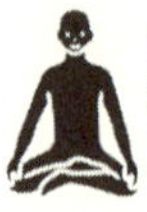

**＊歌座《うたざ》**
右ひざを立てたほうが楽な人、左膝を立てたほうが楽な人、どちらも差のない人、歌坐ができない人などがいる。

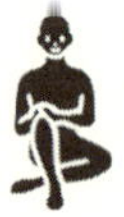

**＊蹲座《そんざ》**
体育すわり、三角すわりなどの呼称で親しまれている。腰の反りすぎた人のくつろぎ反応的すわり。蹲座が楽な人、辛い人、時と場合によって違う人などがいる。

**＊正座《せいざ》**
右足を上に重ねたほうが楽な人、左足を上に重ねたほうが楽な人、重ねないほうが楽な人、正座ができない人などがいる。

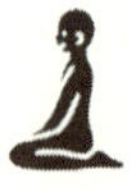

＊参考図書
『足の話』著　近藤四郎著　岩波新書

「あぐら（胡座《こざ》）」*以外にも、どちらか片側の脚を立てる「歌座」*や、立てた両膝を抱えて座る「蹲座《そんざ》」*と呼ばれる座り方、あるいは「正座」*などが見られますが、いずれにしても、その座り方を無意識に選んでいる本人の「最善の座り」――であるわけですから、へたな考えで、これを邪魔しないことです。

ただし、なんらかの規則を強いられている場合はこの限りではありません。たとえば「〇〇家では右足を上に重ねて正座する」とか、「座禅をする時にはどちらかの手を上にして手を組む」などといった話がありますが、これらは、あくまでもルール上の決め事であって、善し悪しを論ぜるものではありません。この点はご承知ください。

ちなみに、正座するとき、右足を上に重ねると楽な人、左足を上に重ねると楽な人、重ねないほうが楽な人がいますが、今はそのままでけっこうです。誰もが自身のくつろぎ反応を感じとり、無意識に姿勢を斉えようとしているのです。姿勢が斉えば、おのずと行わなくなります。



## くつろぎ反応例（あぐら）

あぐらを組みにくい側（非くつろぎ反応側）

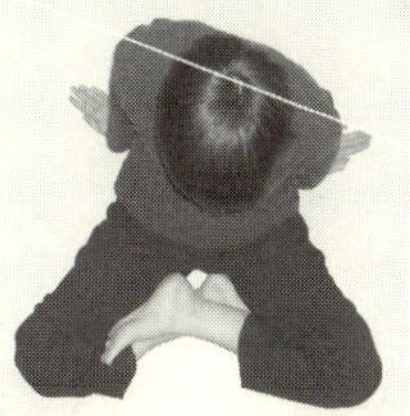

姿勢がみだれる

あぐらを組みやすい側（くつろぎ反応側）

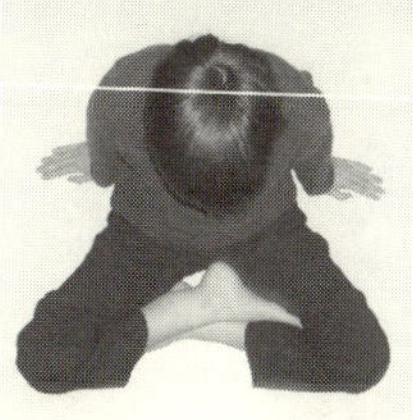

姿勢が斉う

# 「あぐら」で姿斉《しさい》する

**ほどよく動けば腰や股関節の痛みが緩和され、産前産後が楽になる**

●はじめの姿勢

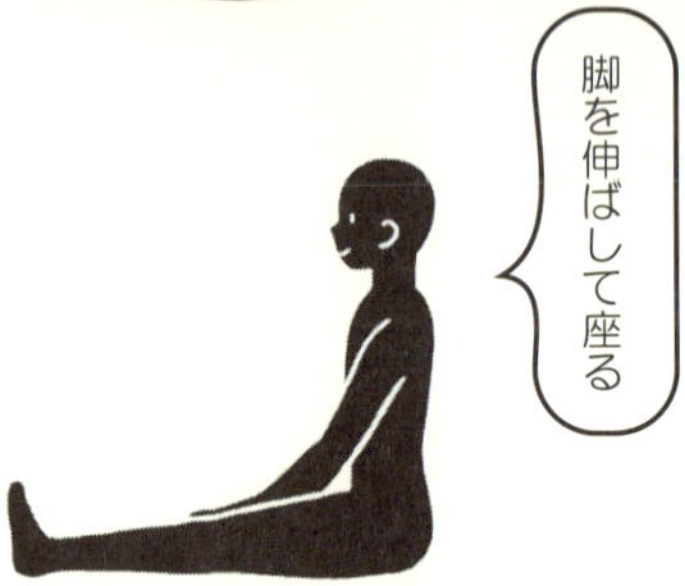
脚を伸ばして座る

①

AとBの動きを行い、一番心地よい動き（痛くない、柔らかい・引きつれがない）と、そうでない動き（痛い・硬い・引きつれる）を感じとる

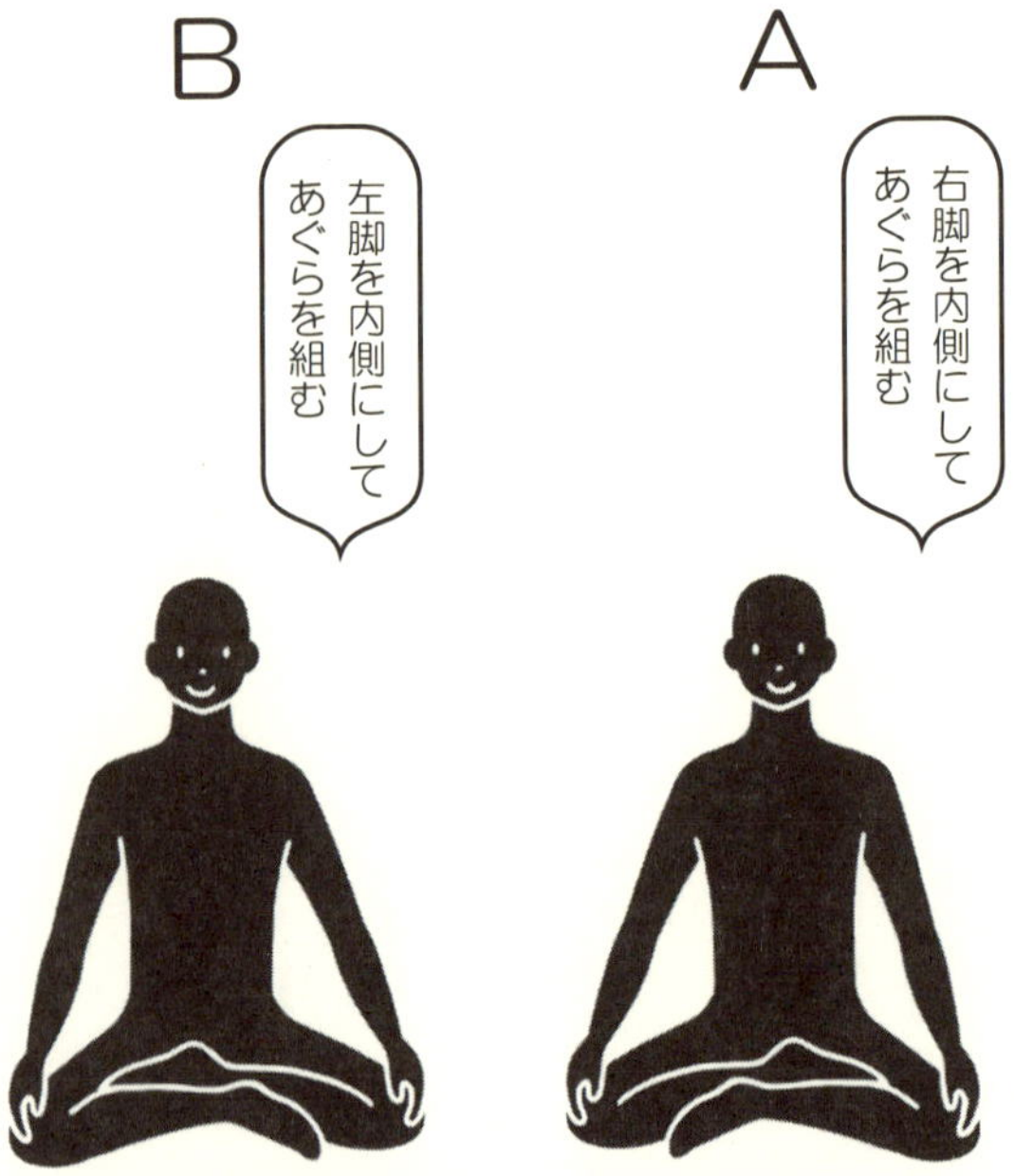
B
左脚を内側にして
あぐらを組む
A
右脚を内側にして
あぐらを組む

②

座りやすいあぐらで構え、下記の要領で８秒×４回（基本回数）行う。その後はじめの姿勢にもどり二呼吸間ほど休む

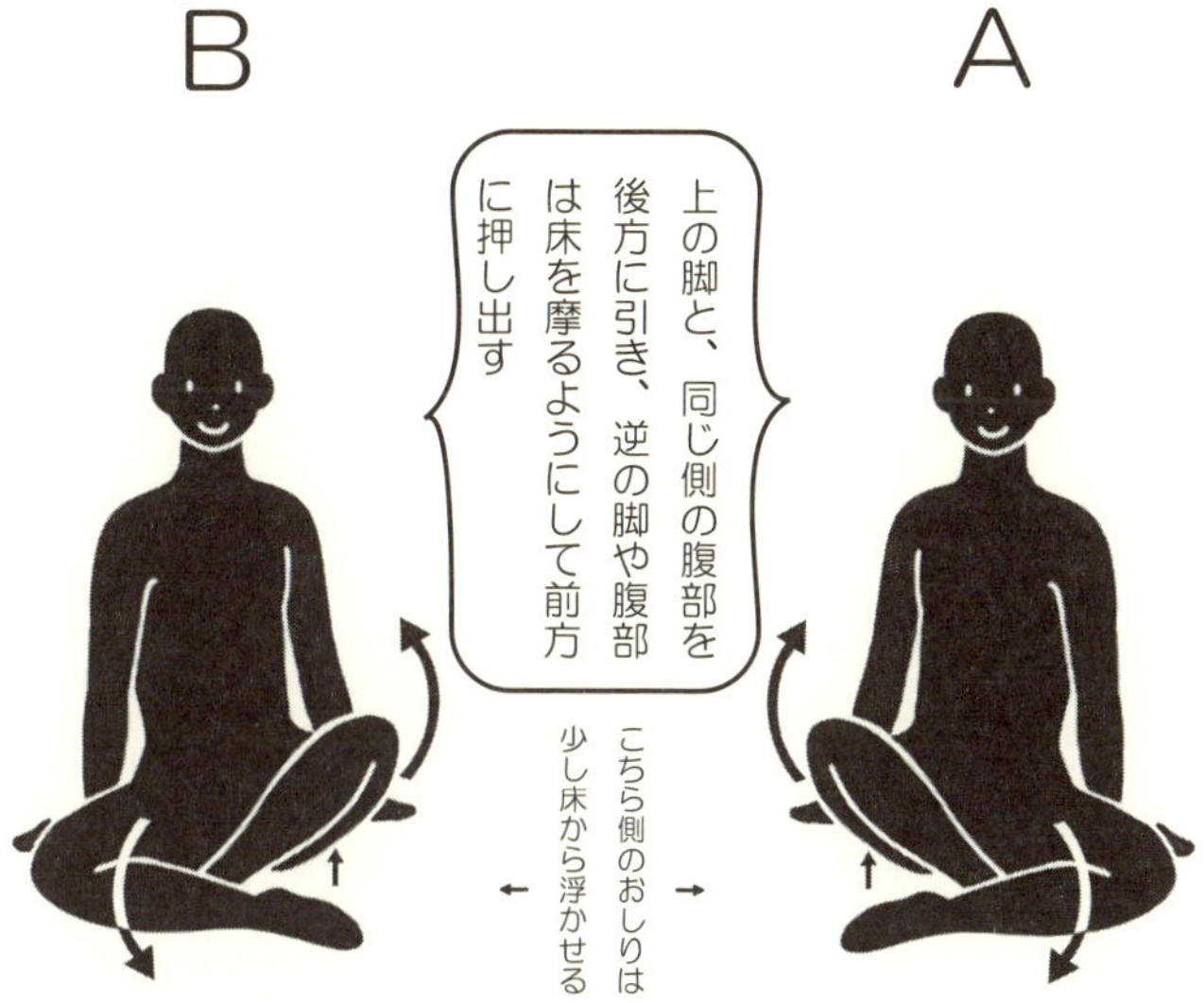
B
A
上の脚と、同じ側の腹部を後方に引き、逆の脚や腹部は床を摩るようにして前方に押し出す
こちら側のおしりは少し床から浮かせる

＜上からの図＞

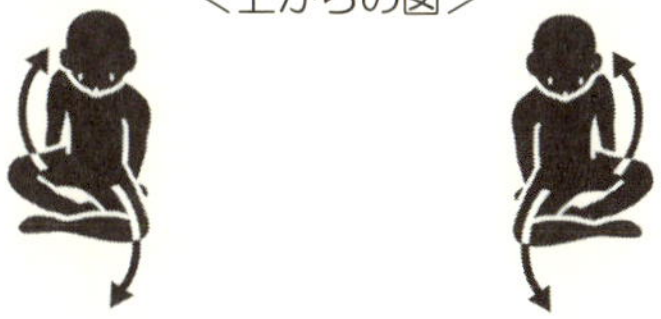

注　顔はなるべく正面に向けたままにしておく
ただし顔を動かさないとつらい場合は、楽に動かしてもかまわない

どちらの動きにも痛みや違和感を感じる方は、この動きを行わず次のページに進む

③

①で心地よくなかった動きを行い、変化を確かめる

④

再度、組みやすかった側の動きを行い、この動きを終了する

＊動きの流れについての詳細は、姿斉共通ルール（Ｐ58）参照

# 21 「バッグのかけ方」で姿育《しさい》する

## 肩こり、頭痛、めまいなどを改善する

リュックなどのように荷物を両肩でかつぐ場合や、ダンボールなどの大きな四角い箱を両手で持つ場合、あるいは意図的に荷物を交互に持ちかえる、何かのルールでかける側や持つ側が決まっているなどの場合をのぞくと、たいていの人が左右どちらか決まったほうの肩や手で、バックをかけたり荷物を持ったりしているのではないでしょうか。

あるいは、疲れて頻繁に持ちかえるものの、やはり最終的には左右どちらか一方に偏っている——と、お気づきであるかもしれません。

このようなバックのかけ方や荷物の持ち方も、自分自身の感覚に素直にしたがっているのであれば、それは広義の意味でのくつろぎ反応です。

これを確かめるのは簡単です。

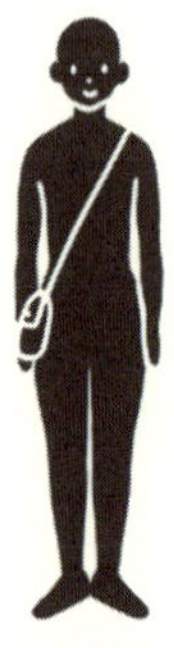

大きな鏡やガラスの前に立って、バックをかけにくい側や荷物を持ちにくい側で支えている姿勢と、かけやすい側や持ちやすい側で支えている姿勢を比べてみれば、すぐに気づきます。楽な側、つまり、くつろぎ反応側で支えている場合の姿勢は斉っていますが、逆の場合は姿勢のゆがみが強くなります。

なお、荷物が軽すぎると小さなみだれは確認しにくいので、調べる時には、荷物を無理のない範囲内で重くしておきましょう。

姿勢教育が行われている現場では、「姿勢がゆがまないように、バックは左右交互にかけましょう」といった指導がされていると聞きます。ですが人間は、箱でもなければ機械でもありません。

これだけ利き手・利き足の影響をうけた社会にあっては、小学校に入学する頃のたいていの子どもたちが、大なり小なりの姿勢のゆがみやみだれを抱えています。だからこそ、彼らは、彼らなりにこれを感じとり、担ぎやすい側で担ぎ、持ちやすい側で持とうとするのです。

「左右交互にバックを担ごう」といった紋切り型の号令は、命のしくみに気づけない機械頭からくりだされる言葉であり、発想です。

# 「バッグのかけ方」で姿斉《しさい》する

ほどよくかければ、姿勢バランスが保たれて、
さまざまな問題が軽減されていく

原因不明の発熱が約１ヶ月にわたり続いていた女の子の
姿勢とくつろぎ反応

◆バッグをかけにくい側でかけた立位姿勢

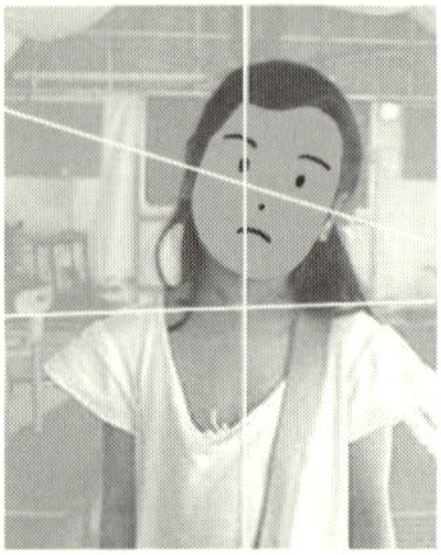

姿勢がみだれる

●何も持たない立位姿勢

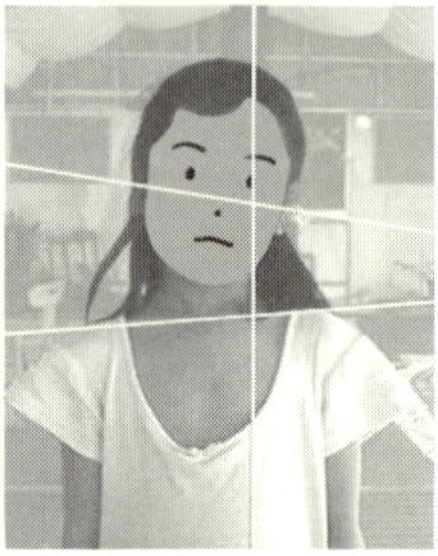

右に傾いている

◆バッグをかけやすい側でかけた立位姿勢

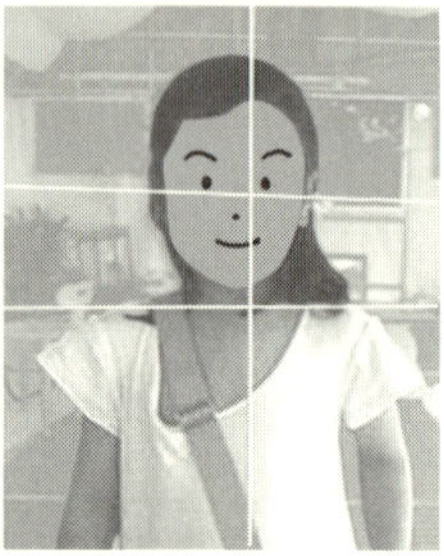

姿勢が斉う

発熱時の脳性痙攣がなかなか止まなかった男の子の
姿勢とくつろぎ反応

◆バッグをかけにくい側でかけた立位姿勢

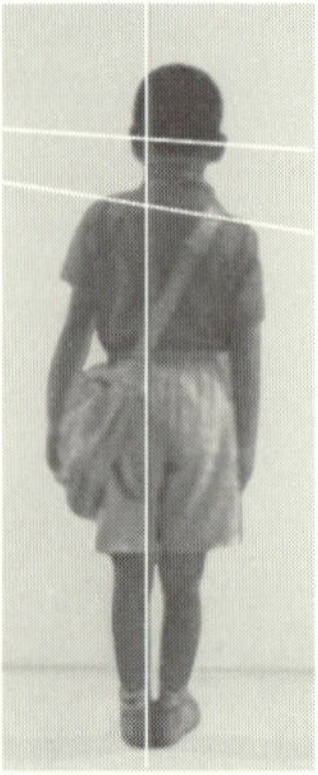

姿勢がみだれる

●何も持たない立位姿勢

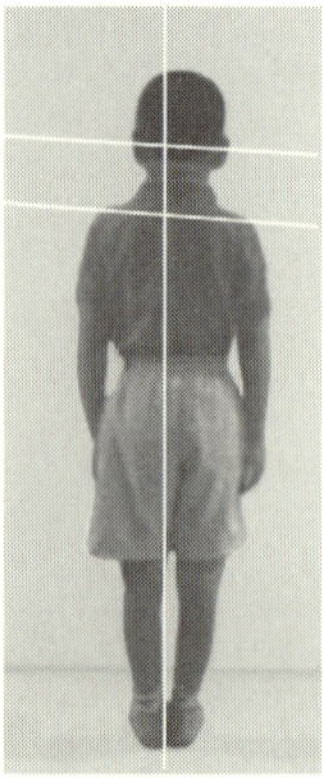

右に傾いている

◆バッグをかけやすい側でかけた立位姿勢

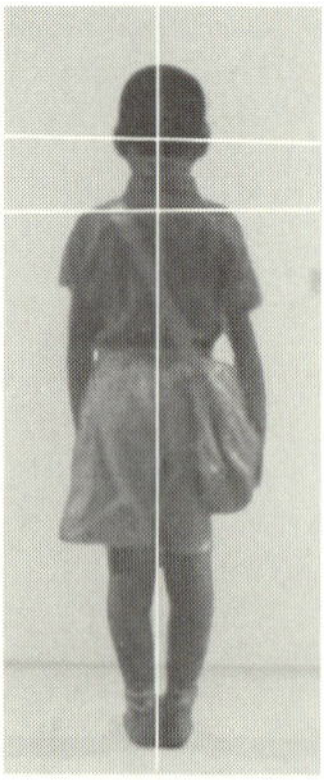

姿勢が斉う

＊中心の白いラインはかかとから垂直に伸ばしたライン

## ほぼ姿勢が斉っている人のくつろぎ反応

◆バッグを持ちにくい
側で持った立位姿勢

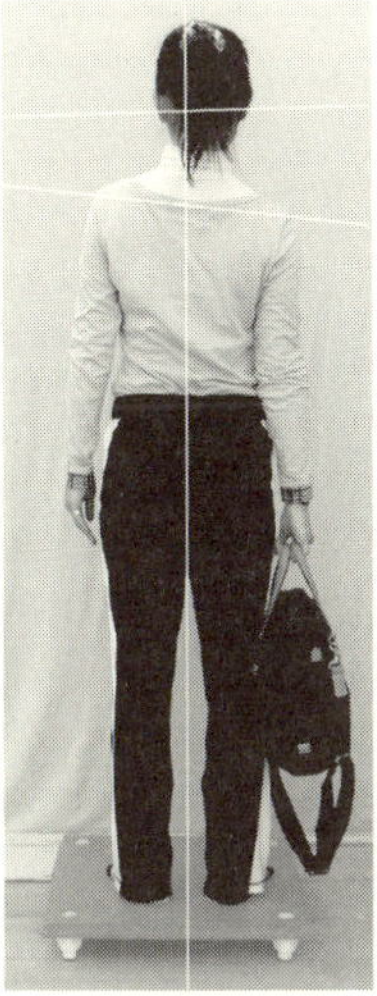

姿勢がみだれる

●何も持たない
立位姿勢

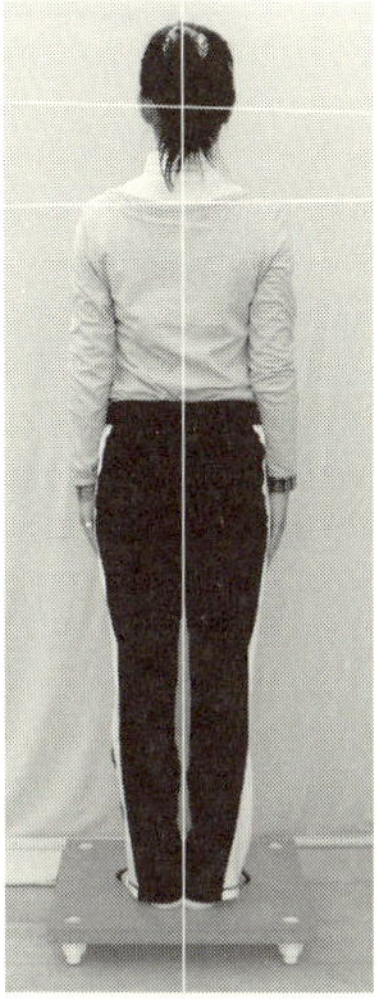

姿勢はほぼ斉っている

◆バッグを持ちやすい
側で持った立位姿勢

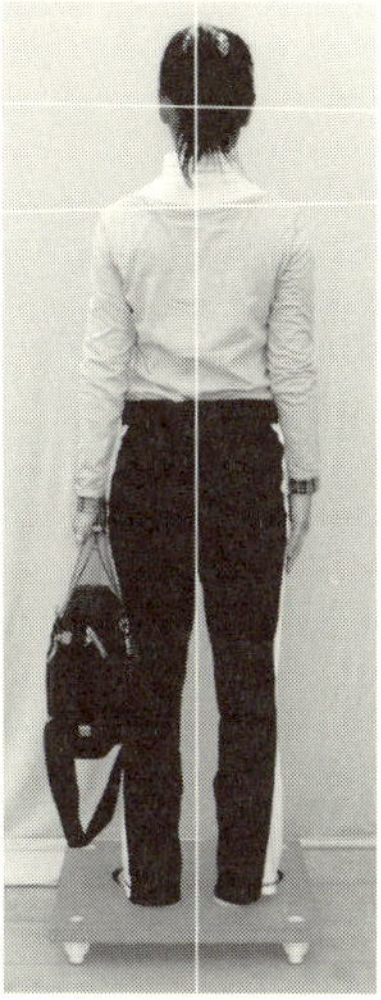

身体の傾きは小さい

---

◆バッグを持ちにくい
側で持った立位姿勢

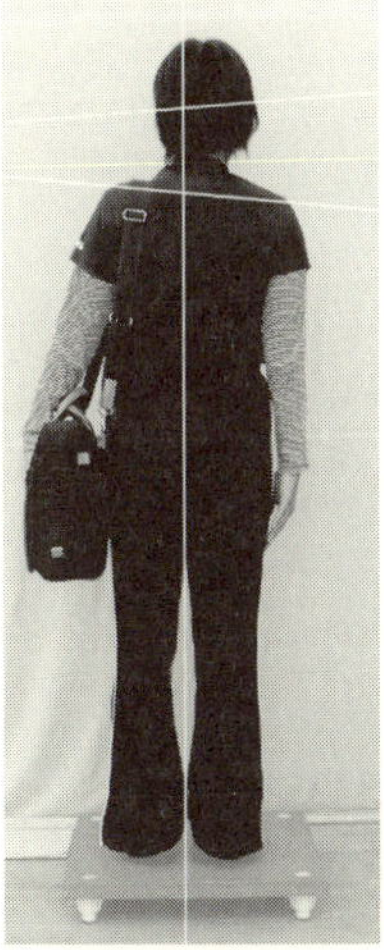

姿勢がみだれる

●何も持たない
立位姿勢

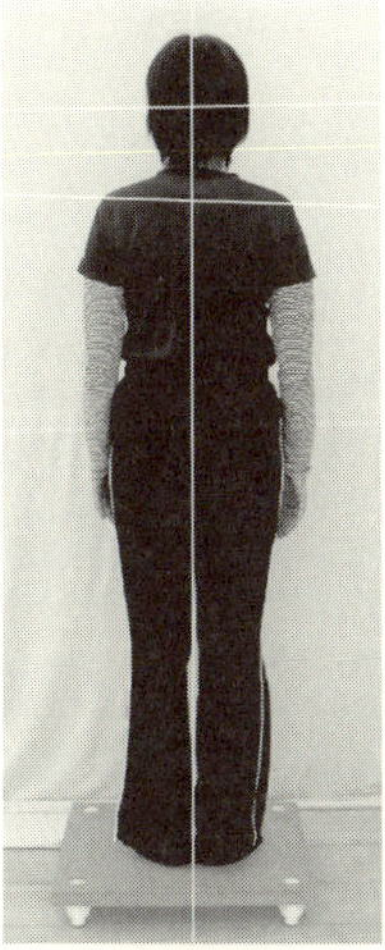

右の腰と肩が少し
下がっている

◆バッグを持ちやすい
側で持った立位姿勢

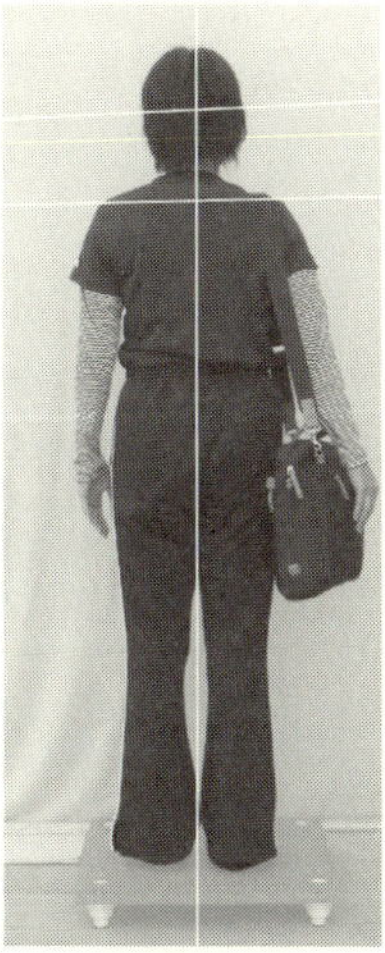

身体の傾きは小さくなる

註：姿勢が斉っている人は、リュック（バックパック）を使用するのがよい。

コラム⑤

# 姿勢を育える無意識的なしぐさ

無意識に行なっているさまざまなしぐさや動きぐせが、知らないうちに自分（ワタシ）の姿勢を育えてくれています。

このしくみを、ＢＢＲ［Balanced −balance response］と名付け、姿斉に応用しています。

ＢＢＲは、くつろぎ反応と、これが反転した活動反応という、互いに循環するふたつの反応を合わせた名称です。

緊張の飽和

**くつろぎ反応**

緊張状態から弛緩状態へ向かおうとする時の背伸び、あくび、指組み、腕組み、脚組み、横すわり、ごろ寝など。

弛緩

活動状態が飽和すると、反転し、くつろぎ反応が生じる。

**BBR**

Balanced − balance response

**の循環**

くつろぎ状態が飽和すると、反転し、活動反応が生じる。

緊張

**活動反応**

弛緩状態から緊張状態へ向かおうとする時の背伸び、貧乏ゆすり、ふるえ、はしゃぎ、落ちつきがないと見られている子どもの身ぶりそぶりなど。

弛緩の飽和

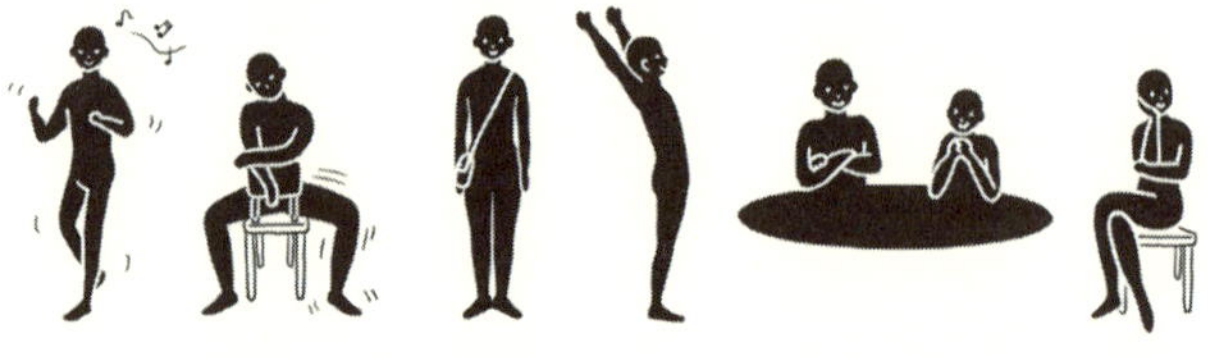

BBR(くつろぎ反応＋活動反応)の加減よい循環によって生は営まれる。

# 七章　痛みに応じる

## 姿斉《しさい》の実際②

痛みほど、誰からも嫌われる感覚はありません。

ですが、痛みほど、頼りがいのある感覚は他にないのです。


痛みは、身体のバランスが大きく崩れていることへの最大の警報であり、同時にその崩れから命を守ろうとする最後の砦です。

そして、最も確かなくつろぎ反応を引き出してくれる、自分（ワタシ）の守護神です。


痛みをうまく応用すれば、おのずと姿勢が斉い、さまざまな問題が改善・解消されていきます。

これも、うそのような本当の話です。

# 22 「五十肩」で姿斉《しさい》する

## 肩が痛くて挙がらないのではなく、いま挙げると肩が壊れるから痛んでくれている

肩が痛くて挙がらなくなると、誰もが決まって「肩が挙がらなくなった」と考えたり訴えたりするのですが、自然のリズムにあらがわない姿斉的な発想が育ってくると、先の考え方のおかしさに気づきます。

原則的に、痛みという感覚は、あくまでも命を守ろうとしているのであって、あえてカラダ／ココロをいじめているのではありません。

「痛みとは、赤信号であり、ブレーキであり、その場から一刻も早く立ち去ることを知らせる警報である」——と、捉えたほうが、賢明であり、得策です。

「肩を挙がると痛い」と苦しんだり心配したりしながら、わざわざその

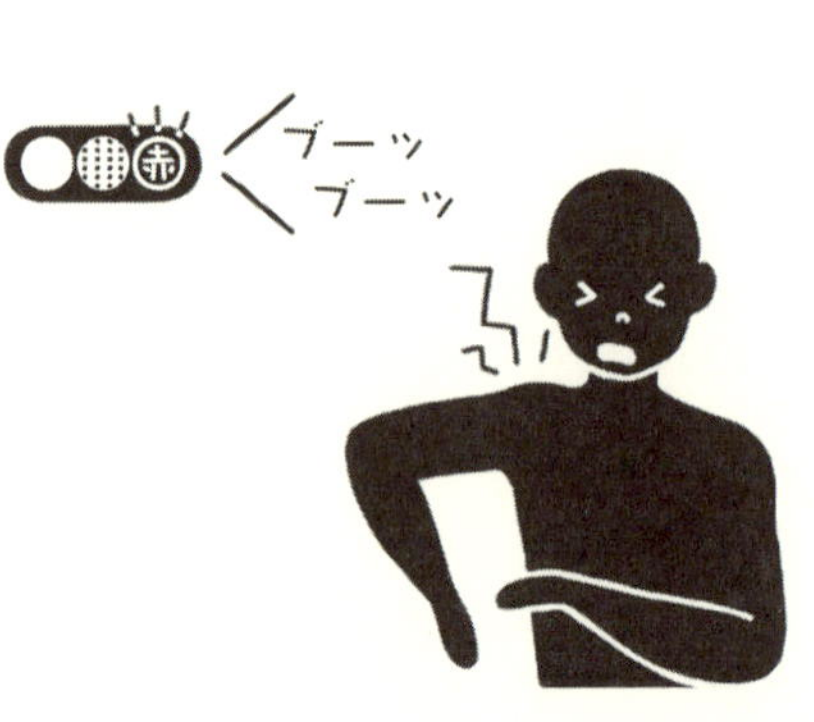


**＊五十肩（ごじゅうかた）**
四十歳、五十歳のころに、肩が痛んであがらなくなる人が多いことから、このような通名がついたようですが、医学的には「肩関節周囲炎」とよばれます。

痛む肩を挙げようとするのは、傷口を開くにも等しいおろかな行為です。

肩に痛みが生じている時には、「肩が痛くて挙がらない」ではなく、「痛む肩は挙げてはいけない」ことにお気づきください。

そして、痛む側の肩を一休みさせて、痛まない側の肩を挙げておきましょう。

へたにあわてずに「痛む肩側は赤信号、痛まない側(所)は青信号」と心得、「青信号を渡っていれば、いずれ赤信号は青にかわる」ことを承知します。

あとは、くつろぎ反応にしたがって素直に心地よく動いているうちに、五十肩*などという失礼な名でよばれて痛んでくれていた肩は、おのずと、そしてすみやかに、痛みなく動かせるようになります。

「肩痛」改善例

・六十代男性、脳溢血による右半身不随の後遺症

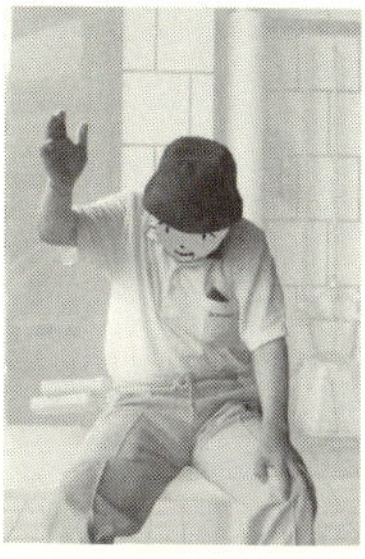

←

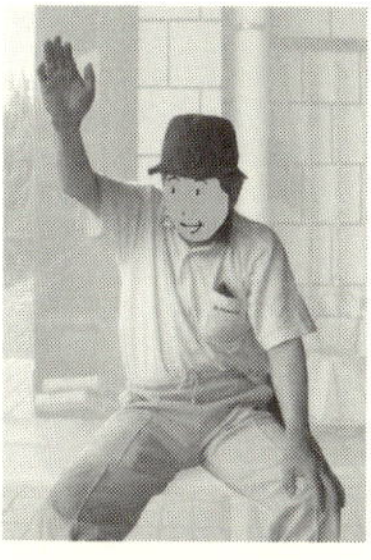

後遺症で痛んで動かない右肩は動かさず、痛みの出ない部分を動かして姿斉しているうちに、右腕が伸びて挙がってきた。

# 「五十肩」で姿斉《しさい》する

## ほどよく動けば、痛みなくかんたんに肩は挙がる

●はじめの姿勢

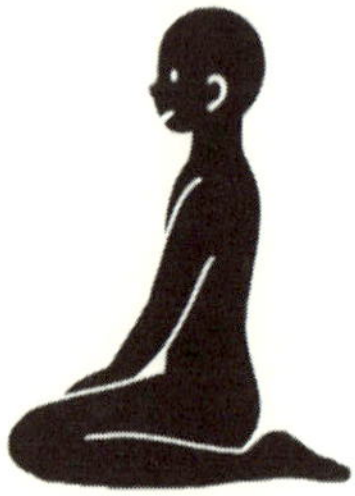
正座
またはイスに座る

A～Dの動きを行い、一番心地よい動き（痛くない・柔らかい・引きつれがない・しっくりする）と、そうでない動き（痛い・硬い・引きつれる・しっくりしない）を感じとる

B

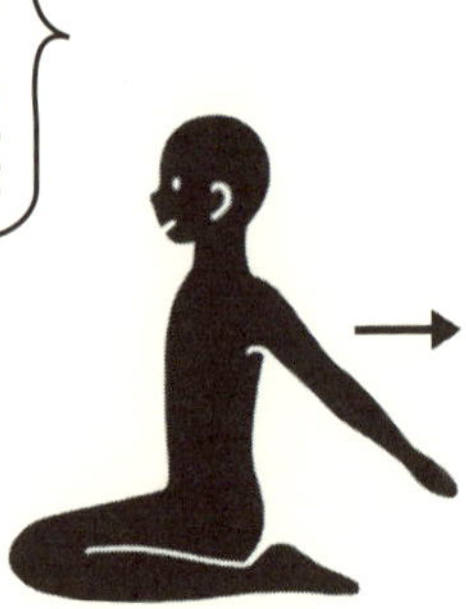
痛まない側の腕
を後ろに引く

A

痛まない側の腕
を挙げる

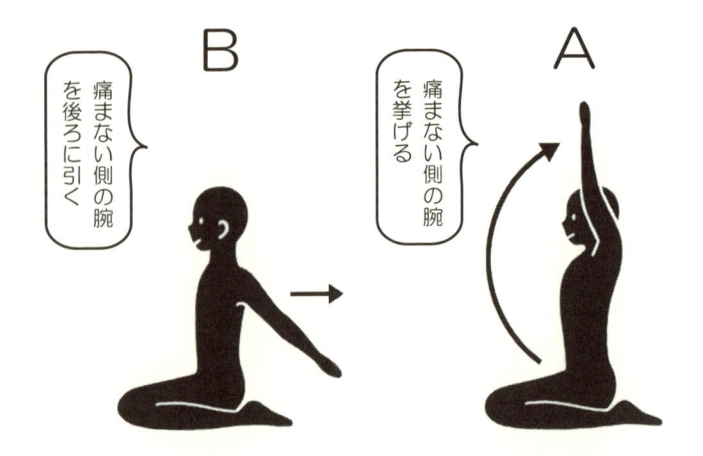

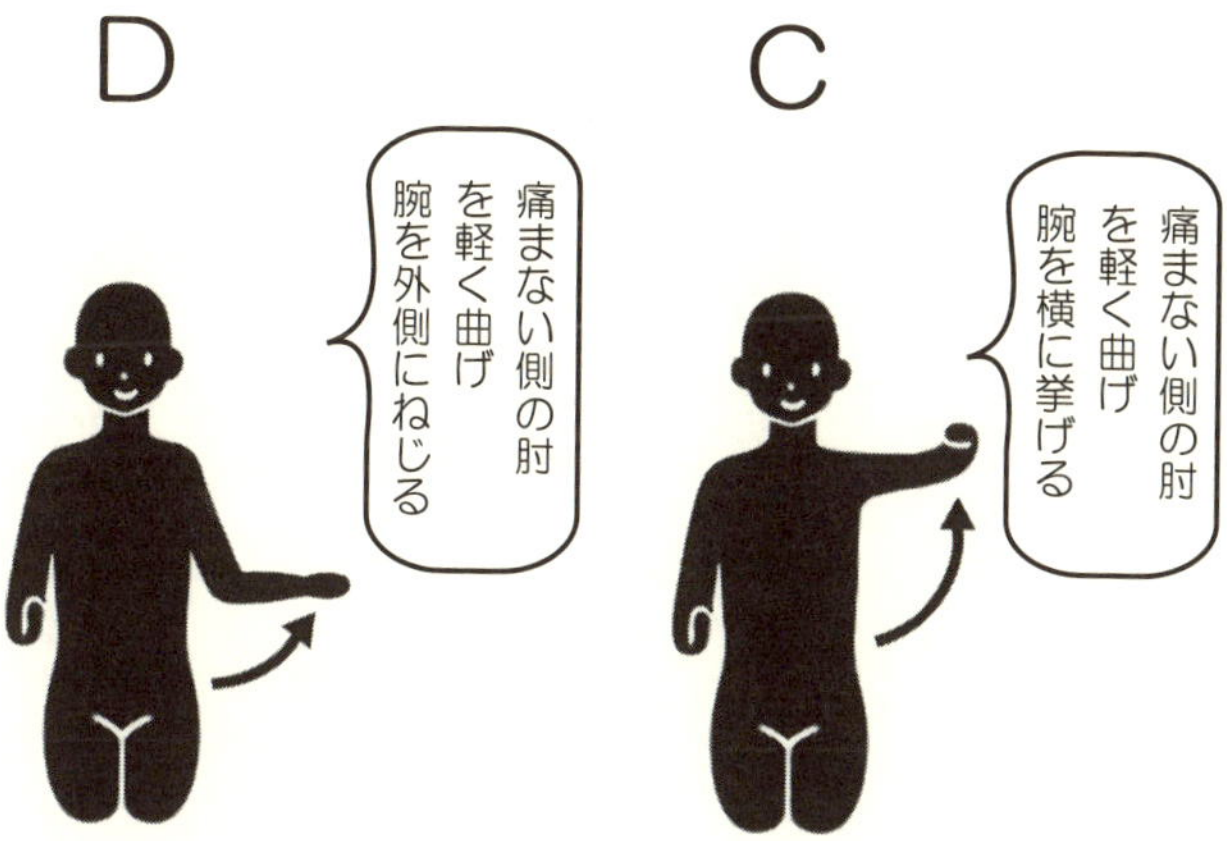
D
痛まない側の肘を軽く曲げ腕を外側にねじる
C
痛まない側の肘を軽く曲げ腕を横に挙げる

注　なるべく背すじを伸ばしておく

どちらの動きにも痛みや違和感を感じる方は、この動きを行わず次のページに進む

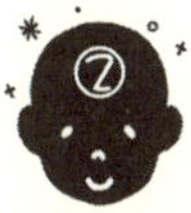
②

一番心地よい動きを、8秒×4回（基本回数）行い、その後はじめの姿勢にもどり二呼吸間ほど休む

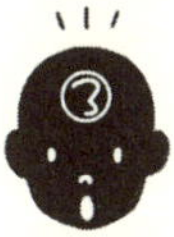
③

①で最も心地よくなかった動きを行い、変化を確かめる

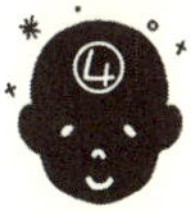
④

再度①のと時に心地よかった動きを行い、この動きを終了する

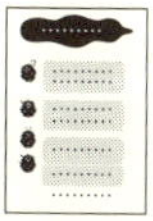

＊動きの流れについての詳細は、姿斉共通ルール（P58）参照

七章

# 23

# 「腰痛」で姿《し》勢《さい》する

## 腰が痛くて伸びないのではなく、今伸ばすと腰が壊れるから痛んでくれている

「腰痛で腰が伸ばすことができない」と騒いだり心配したりしている人はいないでしょうか。もし、そうだとすると、それはあまりにも、自分知らずの残念な話です。

腰は「身体の要《かなめ》」と言われるほどに、人体構造の中心的存在です。その腰を痛めるのは、事故や特殊な病をのぞけば、腰を痛めた人自身の腰使いや感覚のお粗末さの結果です。

それでも自分自身の無意識の領域は、これを見捨てず、痛みという最大の警報を鳴らしながら、腰痛独特の防御姿勢をとらせ、腰使いの再教育を行うのです。つまり、ぎっくり腰や椎間板ヘルニアでみられる特有の腰痛姿勢とは、自然が与えてくれた最善の腰痛改善姿勢なのです。

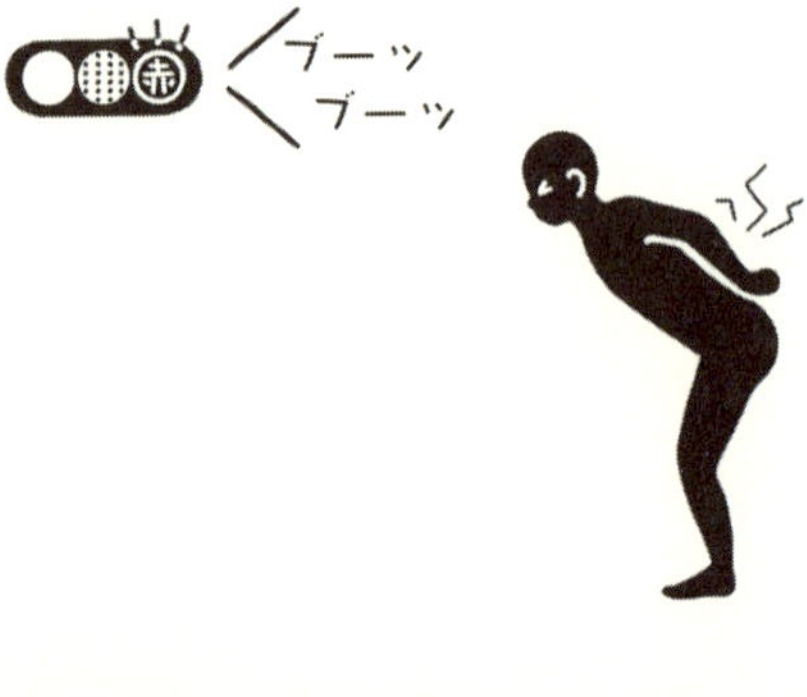

このような自然界の絶妙なしくみに気づくことなく、「腰を伸ばすことができない」と騒ぎ、その腰を無理にも伸ばそうとするのは、痴餌《ちえ》におぼれた私たち人間のおろかさです。

腰痛を回避しようとする姿勢こそ、いまの自分にとっての最良の姿勢であり腰使いであると心得て、痛みを回避しながら、徹底して腰痛によって生じた腰使いを続けてみます。

そうすることで、何人にも何事にもたよることなく、最も安全に、最も正確に、そして最もすみやかに、腰痛は改善・解消されていきます。くわえて、それまでの下手な腰使いがおのずと改められ、達人のような腰使いを、いつのまにか身につけていくことでしょう。

この一点に気づくことなく、いたずらに腰痛を敵視していると、下手な腰使いは一生改められることもなく、腰痛は再発をくり返し、腰椎変形への加速が、どんどんと増していくことでしょう。

**「腰痛」改善例**

・男性
・手術を宣告された腰椎椎間板ヘルニア（L3〜L5）の競輪選手

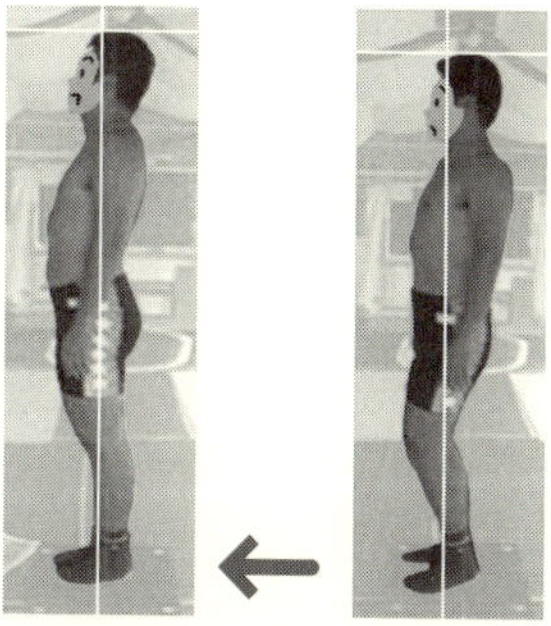

自分自身で姿斉を行い、一ヶ月後試合に復帰

# 「腰痛」で姿斉《しさい》する

## ほどよく動けば、腰の痛みは消え、腰はおのずと伸びる



腰の痛みを避けた自分の姿をカガミに映して
よく観察してみてください。

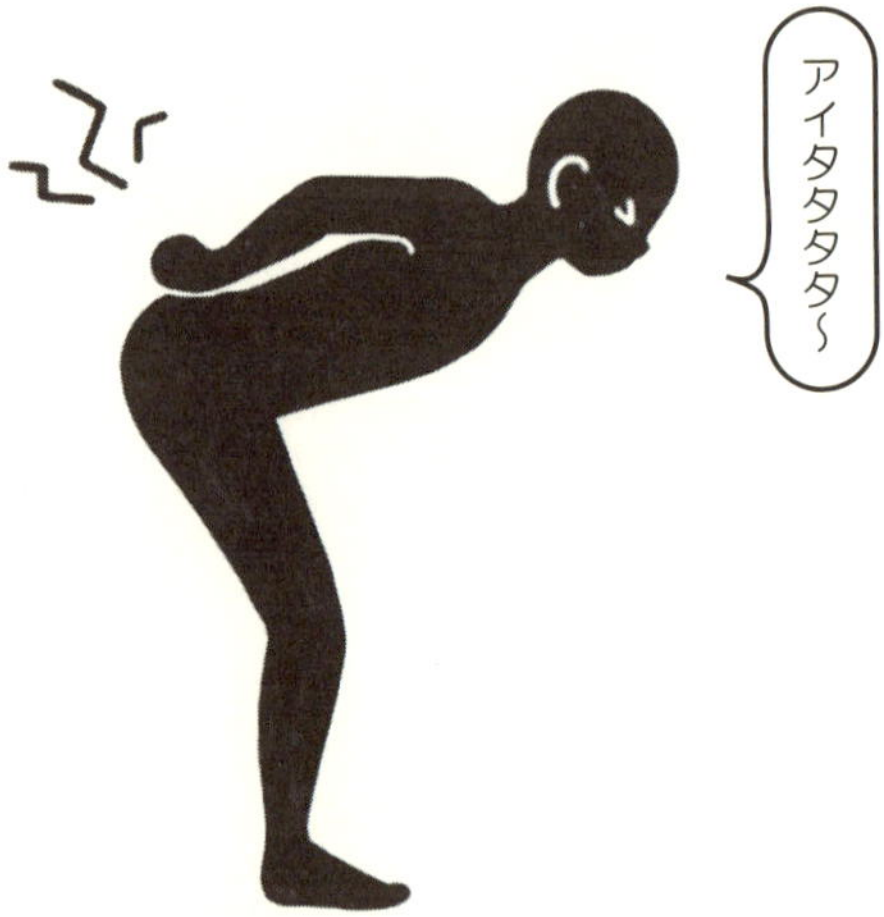


ある人は真後ろに、またある人は右や左に腰を突き出しているはずです。世ではこれを「へっぴり腰」と笑うのですが、じつはこの体勢こそが、腰痛を解消し、ついでに腰使いまでをも再教育してくれる、おどろきの「くつろぎ反応」なのです。

① まずは、その「へっぴり腰」のまま、お尻を左右に押し出したり、腰を左右にねじったりして、どの動きが一番楽で、どうすると痛むのかを感じとる。

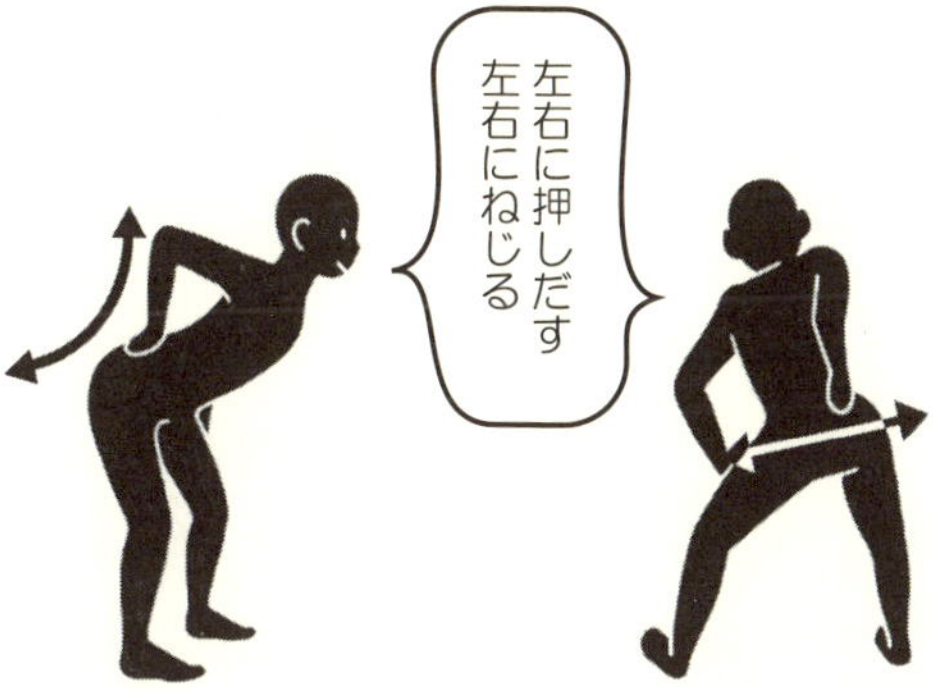


どのように動かしても痛みや違和感を感じる方は、この動きを行わず次のページに進む

② 痛まない側に痛まないように腰を突き出す動きを、8秒×4回（基本回数）行い、その後楽な姿勢で二呼吸間ほど休む

③ 落ちついたら、ゆっくりと腰を伸ばし感覚変化の度合いを確かめる

姿勢のみだれが小さい人であれば、たぶんこの時点で、腰は伸びやすくなり、痛みも軽減したはず。

本人の姿勢のみだれの程度に応じて、セット数（8秒×4回）を増やして行うと頑固な腰痛も改善されていく。

（参考：本書8章　姿勢の実際③25　P108～111）

④ 再度①のときに心地よかった動きを行いこの動きを終了する

＊動きの流れについての詳細は、姿斉共通ルール（P58）参照

# 24 「寝違い」で姿斉《しさい》する

## 首が痛くて回らないのではなく、今回すと首が壊れるから痛んでくれている

菱川師宣《ひしかわもろのぶ》という江戸時代初期の絵師が描いた『見返り美人』という絵があります。その昔、切手の図柄として使われていたので、ご存知の方も多いのではないかでしょうか。

この『見返り美人』は、たんに和服を召したご婦人が、なにげなく右後方を振り向いているだけの日本画なのですが、その身体使いがとても美しいのです。

そもそも、美しいとは「羊が大きい」と描くように、いにしえの人々が構造や用途に見合った形を感覚的に捉えられた言葉のようですが、両膝を軽くまげ、左腰辺りから流れるようにして、やや重心を後方にあずけながら右後方を振り向いた『見返り美人』の姿は、見事に人体構造の理にかなっています。

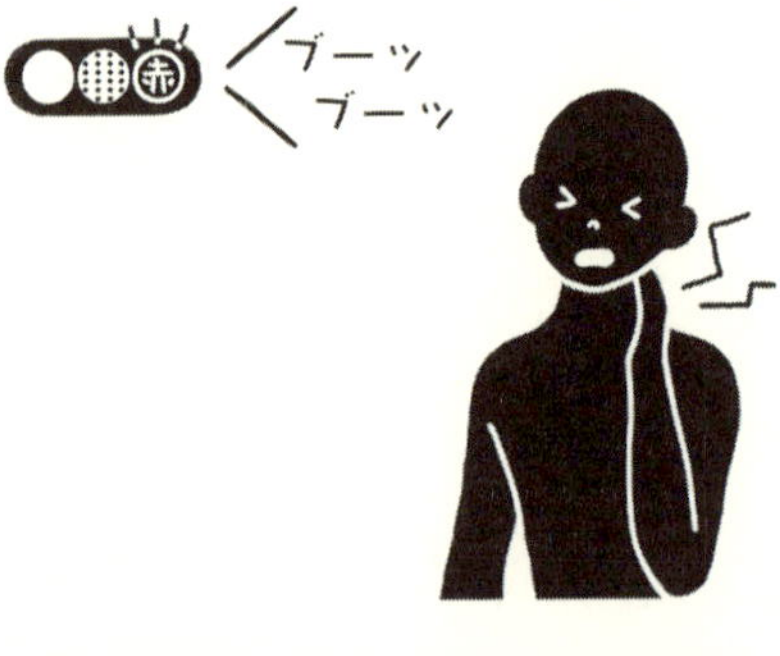

近頃では、こんなに美しく振り向く人をあまり見かけません。
たいていの方々は、首だけをくるっと回して用をすませています。
残念ながら、そのような首使いを長く続けていると、首の骨を痛めますし、長く続けていれば、首の骨が変形していきます。

ところがありがたいことに、下手な首使いを続ける本人の無意識の領域が「なんとかしなくては」ということで、一時的にこの不合理な首使いをできなくしてくれます。
これが「寝ちがい」の本質的な正体です。

寝ちがいをおこしている時の、自分の姿や動きをご覧になったことがありますか。誰もが首が痛くて回らないと悲観しながらも、振り向く時には腰からしっかりと動き始めています。
その姿は、人体構造の理にかなった『見返り美人』そのものです。

人間は、痛みという辛さを味わいながらも、なんらかの本質的な学びを行っています。



「寝違い」改善例

・四十代女性
・朝起きると首の痛みでまっすぐに立てない

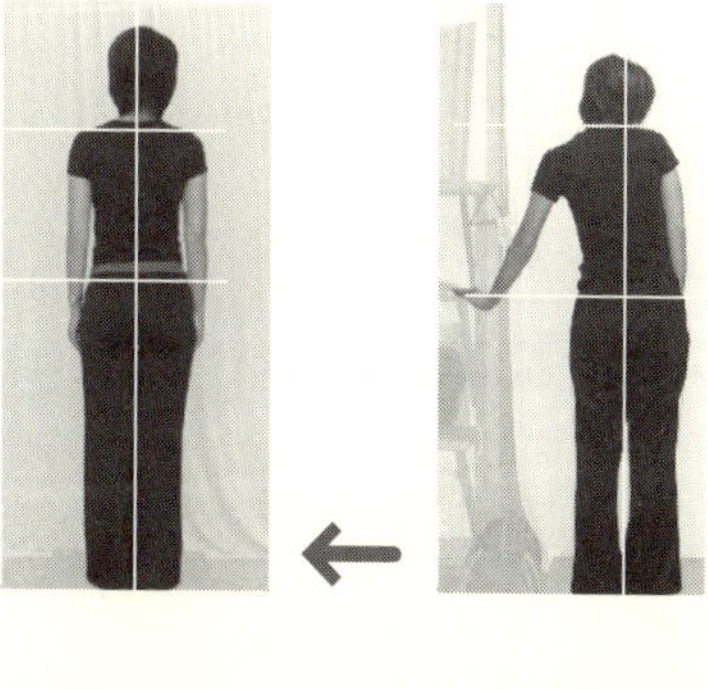

自分自身で姿斉を行い三日後には完全に改善される

# 「寝違い」で姿斉《しさい》する

ほどよく動けば、痛みは消えて
首が回って借金とりも逃げていく！？



## ●はじめの姿勢

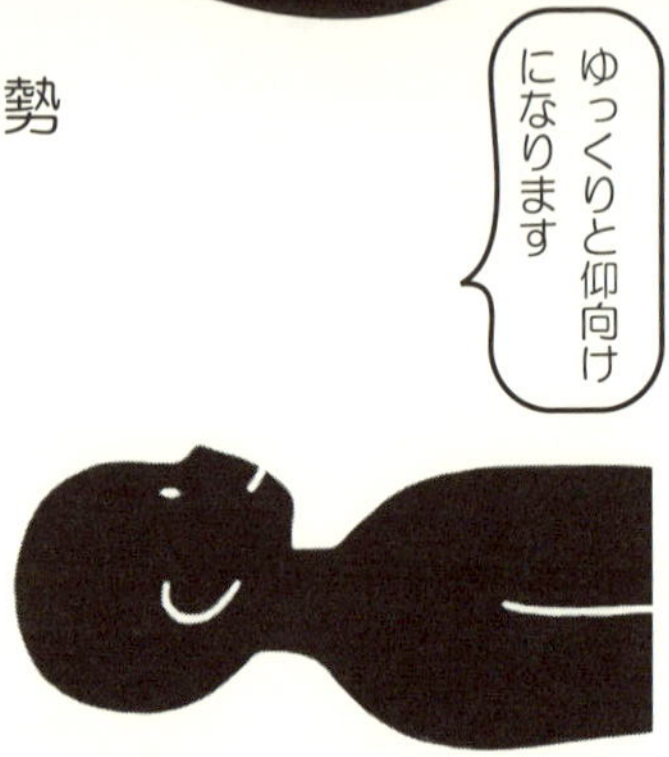
ゆっくりと仰向けになります

AとBの動きを行い、一番心地よい動き（痛くない、柔らかい・引きつれがない）と、そうでない動き（痛い・硬い・引きつれる）を感じとる

A

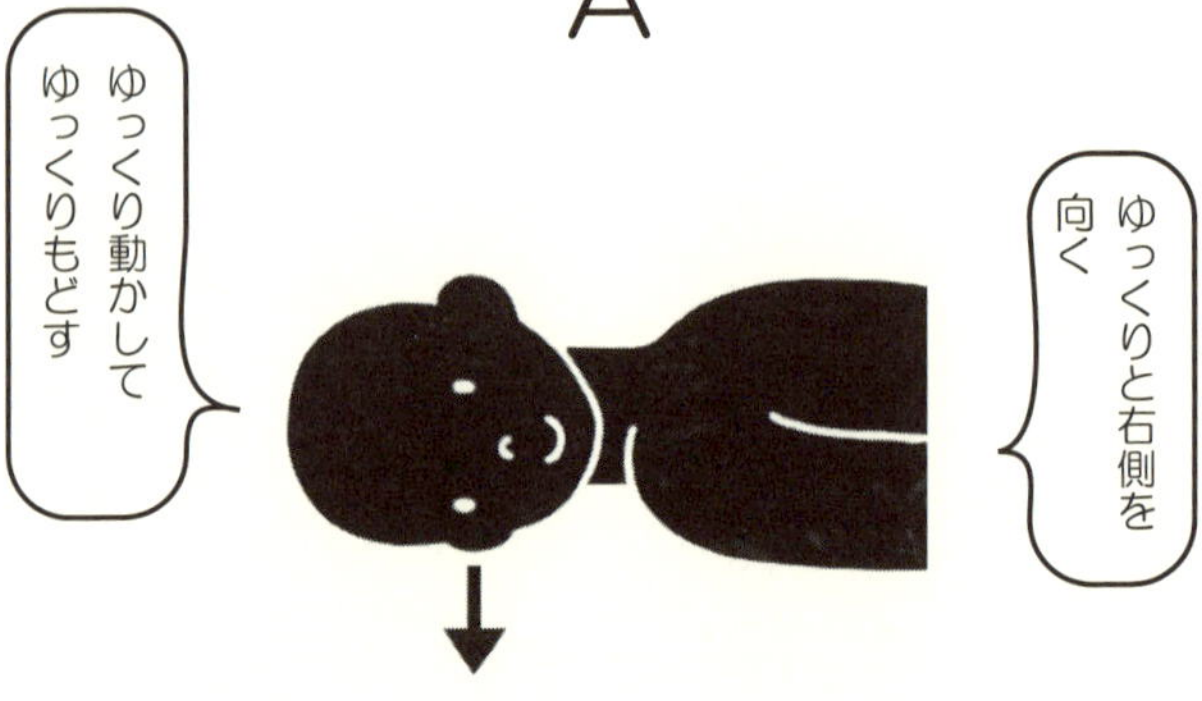
ゆっくりと右側を向く
ゆっくり動かしてゆっくりもどす

B

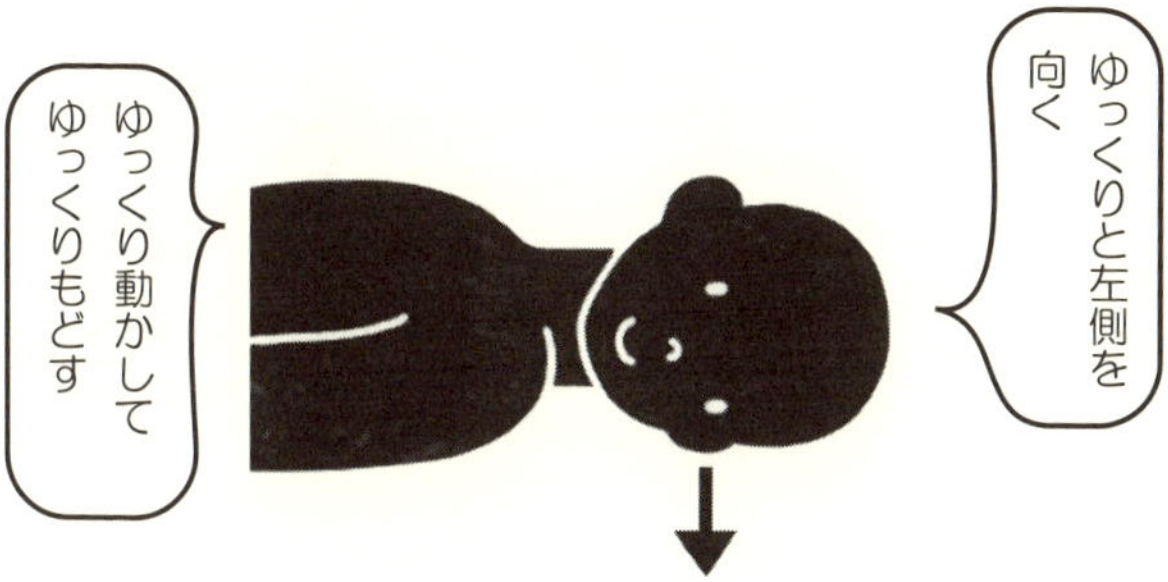
ゆっくりと左側を向く
ゆっくり動かしてゆっくりもどす

注　左右にねじるだけではなく、前後にも動かしながらもっとも痛みのない動きを自分でさがしてみてもよい

どちらの動きにも痛みや違和感を感じる方は、この動きを行わず次のページに進む

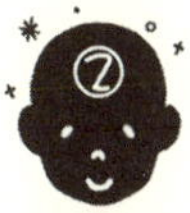
②

一番心地よい動きを、８秒×４回（基本回数）行い、その後はじめの姿勢にもどり二呼吸間ほど休む

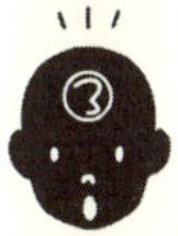
③

①で心地よくなかった動きを行い、変化を確かめる

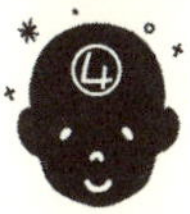
④

再度①のときに心地よかった動きを行い、この動きを終了する

＊動きの流れについての詳細は、姿斉共通ルール（Ｐ58）参照

コラム⑥

# 中毒（ちゅうどく）

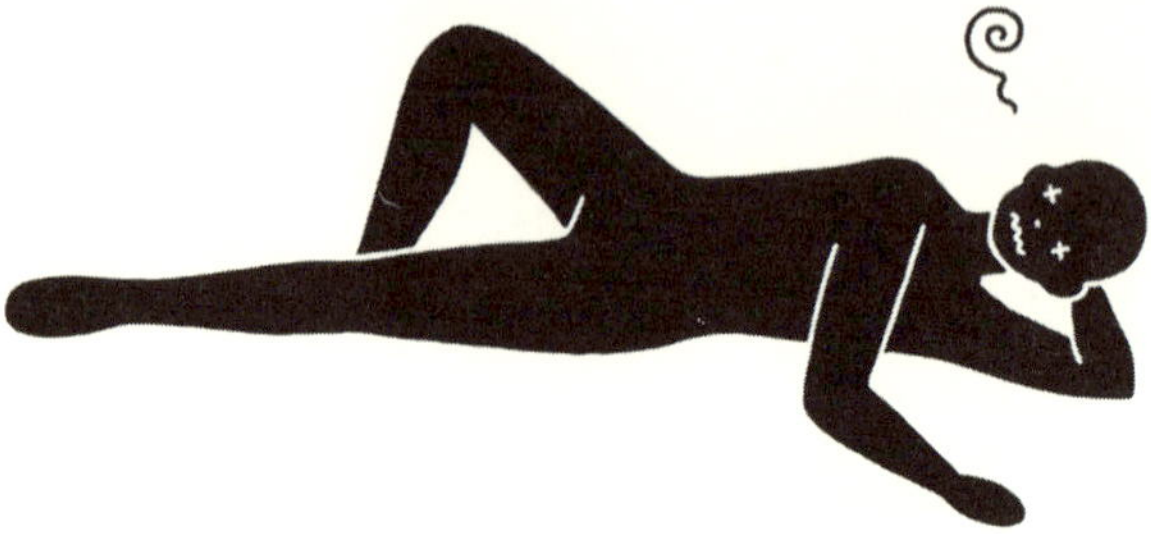

中（なか／あたる）に毒（どく）と書いて中毒です。中毒とは、体の中に毒が滞り、害をおよぼすことです。

しかしその毒は、そもそも薬でも毒でもないものが、人間に都合の悪い量やタイミングで使用され、体内のある場所や状態にいつまでも偏り、滞って、毒となってしまったものです。

たとえば、人間に都合よく醸せば発酵とよばれ、人間に都合が悪ければ腐敗と呼ばれます。あくまでも人間の都合で、発酵や腐敗と呼んでいるにすぎません。

タバコやアルコールや麻薬などに限らず、薬・水・睡眠・食事・運動・思考など、ありとあらゆるものが、量を誤り、偏り、滞らせると、毒になります。

姿斉《しさい》の動きも同様です。いくら心地よい動きだからといって、いつまでも、そこに偏り、滞り、固まり続けると、ある部分は過剰刺激となり、ある部分は過少刺激となって、やがてそれが、毒となり、中毒となります。何ごとも、ほどほどのゆらぎ加減が肝要です。

# 八章　症に応じる姿斉《しさい》の実際③

痛みは病気ではありません。

痛みに限らず、身体に現れるさまざまな問題の多くも病気ではありません。

それらは、たんなる症状です。

症状とは、必要があるからこそ出てくるものであり、無理に追い出したり消しさったりすべきものではありません。


この先いくつかの症状とその改善例をあげながら、引き続き、姿斉《しさい》の代表的な動きをお伝えしていきます。


なお、先にもおことわりしたように、慣例にしたがって代表的な改善名をあげてはいますが、姿斉は「○○症に対してはどのような動きを行う」「一日何回行う」といった考え方を原則的にもちません。

どうぞ、ご了承ください。

# 25 腰痛など

## 腰痛は腰の使い方の再教育

腰椎《ようつい》椎間板《ついかんばん》ヘルニア、ぎっくり腰、坐骨神経痛などと、たいそうな名称がついているものの、さほど心配にはおよびません。腰痛という警報が「腰が痛くて伸ばすことができない」ではなく、「痛む腰を今伸ばしてはいけない」と告げているにすぎません。ここはあわてず、痛みが生じない方向に動いていれば、おのずと腰痛は改善されていきます。

そもそも、その痛みを避けようとする防御的な反射によって生じる姿勢こそが、最大級のくつろぎ反応（活動反応）であると共に、今現在、本人にとって最も必要な動きです。

腰痛時にみられる特有の姿勢は、いわば姿勢の再教育*なのです。

まちがった腰使いをこれ以上続けていると取り返しのつかない状況におちいる――ことを、いち早く察した腰部が、腰痛という痛みを発して、腰使いや姿勢の改善をうながしてくれているのです。

**＊腰づかいの再教育**

腰痛の際にみられる立ち座りや身振り素振りは、痛みを最小限に抑えようとするため、人体構造に見合ったもっとも効率よい腰づかいや身体づかいを行っています。

これを学ばないままに、痛みを取り去ることばかりに気をとられていると、せっかくのチャンスを取り逃がし、さらなる深みにはまり込んでいくことになります。

# 「腰痛」の改善例

・男性（70代）
・変形性腰椎症、脊椎間狭窄症《せきついかんきょうさく》

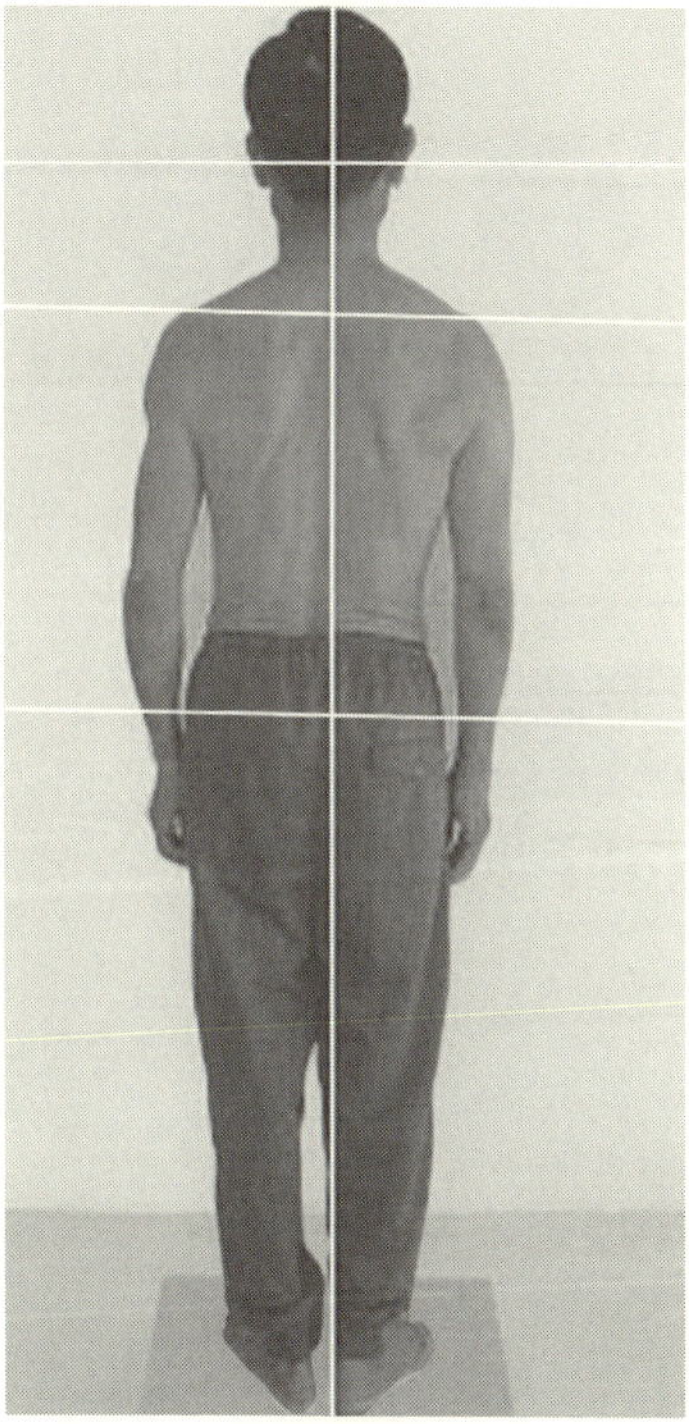

姿斉《しさい》後
自宅にて１週間実施の後

←

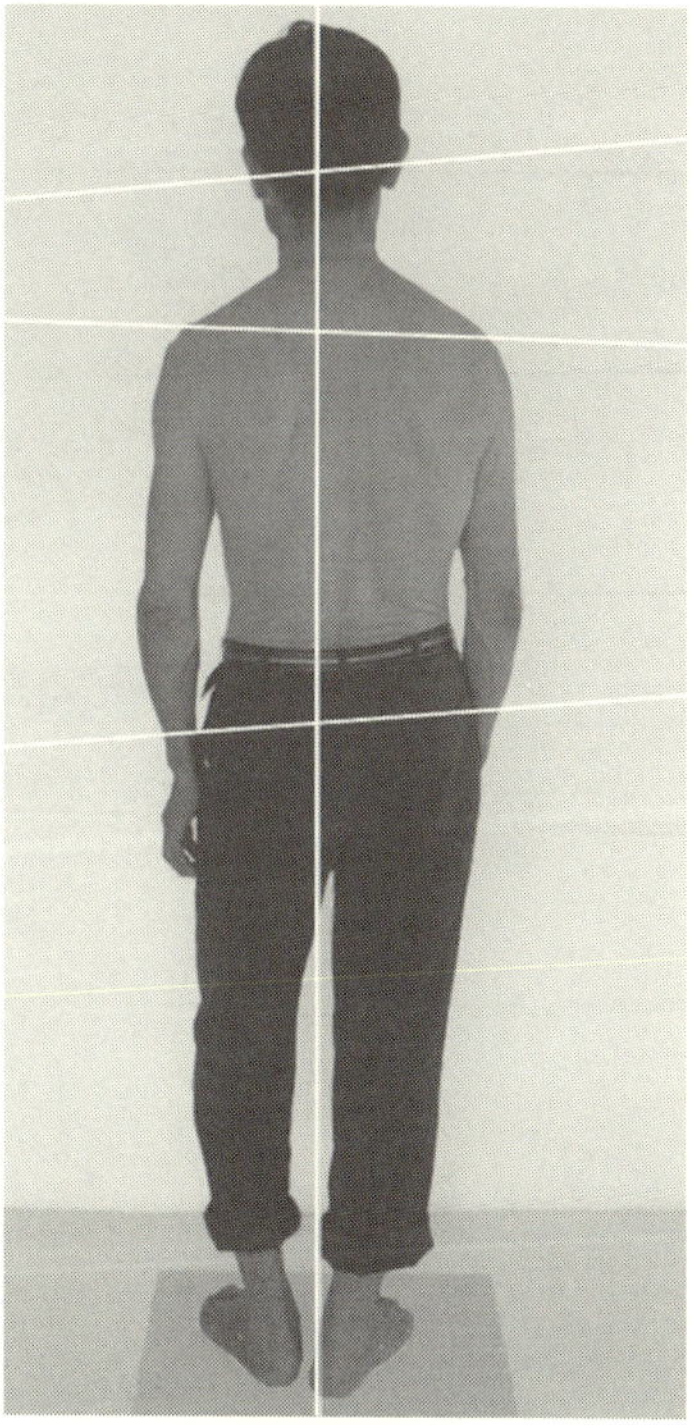

姿斉《しさい》前

手術をすすめられていた変形性腰椎症＋脊椎間狭窄症。自分自身で姿斉を行っていたら、いつの間にか痛みやシビレが消えて、腰が伸びていた。

# 腰周りを中心に姿斉《しさい》する

## 動きには3種6方向(前後・左右・ねじれ)がある

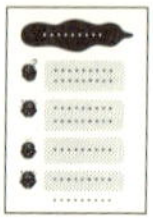

「共通ルール」(P58)にそって身体を動かす

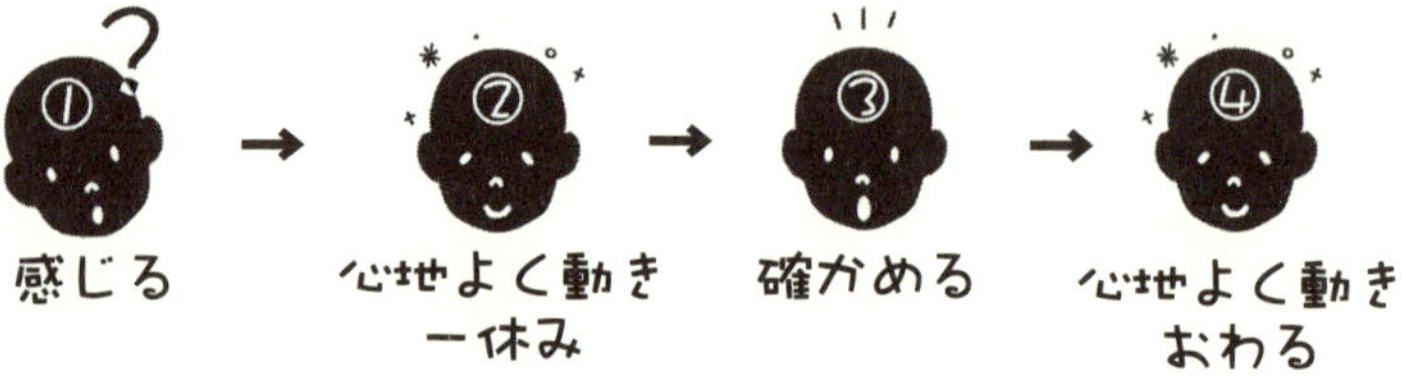
①
感じる
②
心地よく動き
一休み
③
確かめる
④
心地よく動き
おわる

どちらに動かしても痛みや違和感を感じる場合は次の動きに進む



### 前後の動き の一例

●はじめの姿勢：あおむけになり両膝を立て肩幅に開く
両手は下腹にあてる

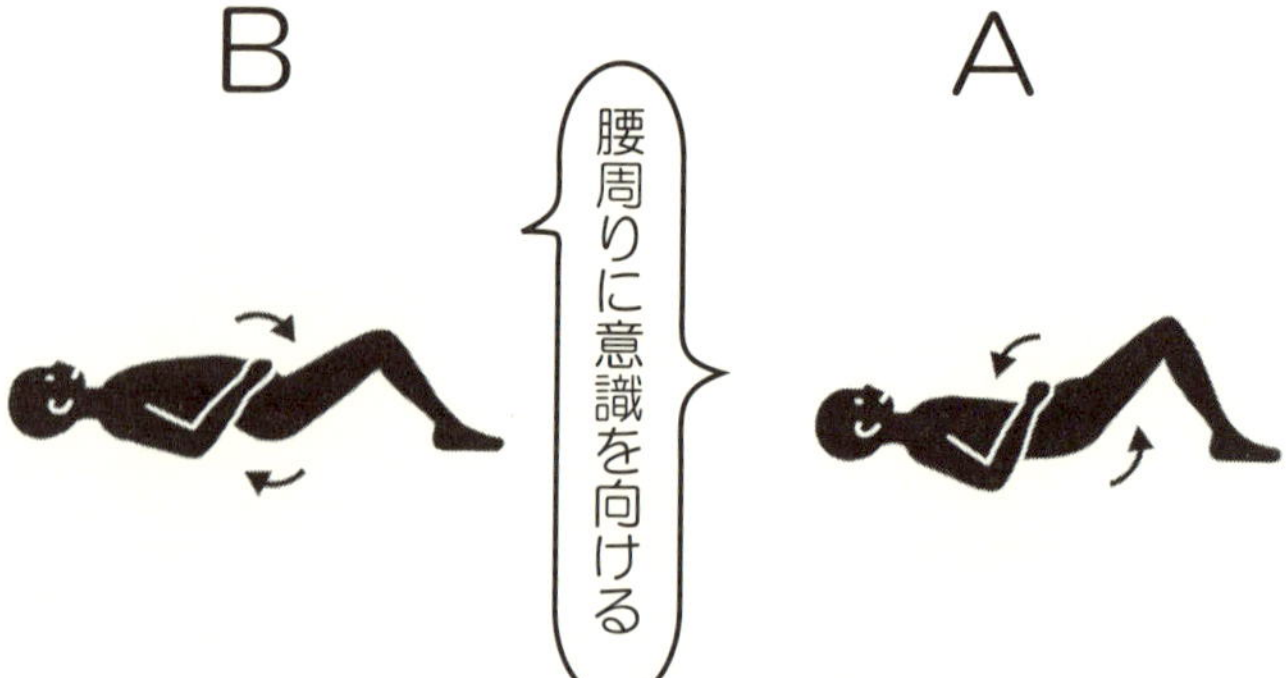
B
A
腰周りに意識を向ける

おへそを前に押し出すようにゆっくりと腰を反る

恥骨が顔の方を向いてくるようにゆっくりと腰を丸める

## 左右の動き の一例

●はじめの姿勢：あおむけになり両膝を立て肩幅に開く
　　　　　　　両手は腰にあてる

B

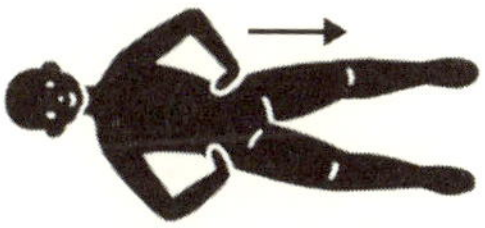

左腰を左かかとの方へ
押し下げる

腰周りに意識を向ける

A

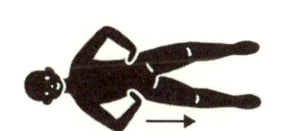

右腰を右かかとの方へ
押し下げる



## ねじれの動き の一例

●はじめの姿勢：あおむけになり両膝を立てる
　　　　　　　両手は頭の後ろで組むか胸の上にのせる

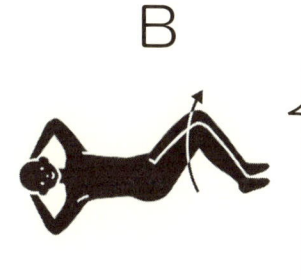

B

両膝をそろえたまま左へ
倒し腰をねじる

腰周りに意識を向ける

A

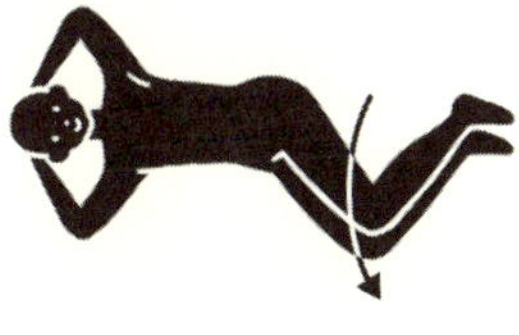

両膝をそろえたまま右へ
倒し腰をねじる

◆姿斉にはこの他にも多彩な動きが多くある。対称的な動きであればどの方向で比べてもかまわないため、さらなる快適を探し角度や強さを変えて動いてみてもよい。

# 26 肩痛など

## 挙げて痛む肩を挙げるのは、ブレーキをかけながら赤信号を進む行為に等しい

例えば切り傷をおった人が、わざわざその傷口を広げながら、早く治りますように、と願っているとするならば、誰もが驚くことでしょう。ところが、これと同じような行為を多くの人々が行っています。

仮に肩を挙げようとすると痛くて挙げられないとします。このような場合、多くの人が、痛いから肩が挙がらないと判断し、痛み止めを用いてでも痛む肩を挙げようとます。そうすることで確かに、痛みは止まり、肩は挙がるようになります。それは当然です。

痛みを薬でごまかして、無理に肩を挙げたからです。

しかし、挙げると傷口が開くからこそ痛んでくれていた——のではないでしょうか。それを薬で痛みを止めて挙げようとするのは、麻酔をして赤信号の中へ突進するにも等しい行為であることにお気づきくださ い。

# 「肩痛」の改善例

・女性（50代）

・肩関節周囲炎の改善



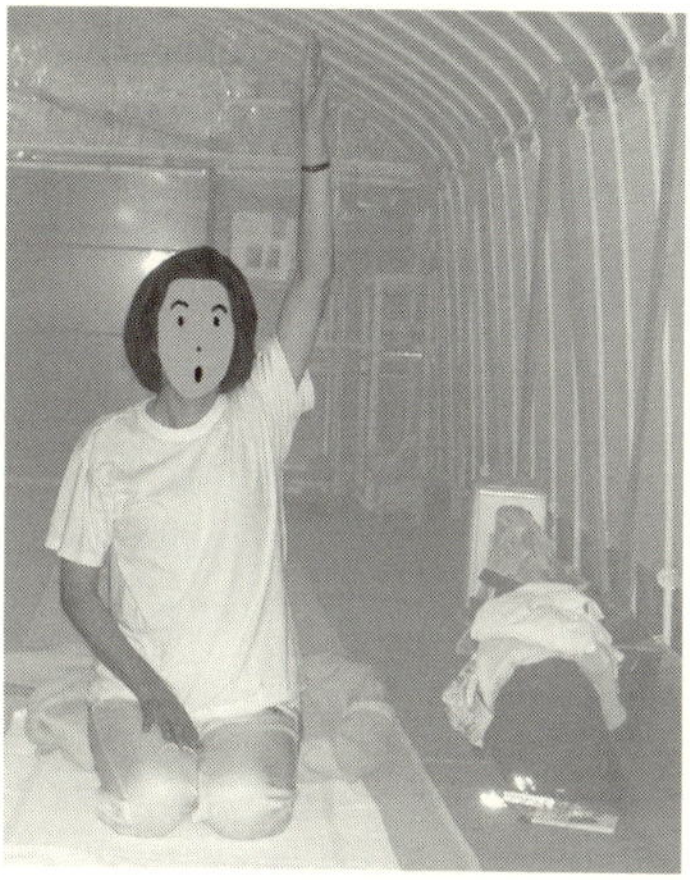

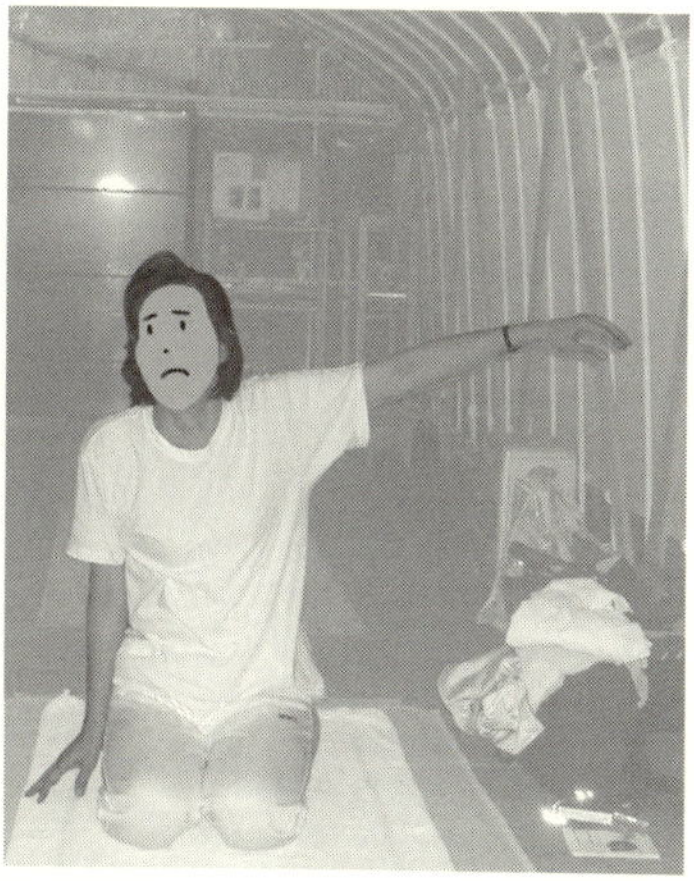

姿斉《しさい》後
約１時間後

←

姿斉《しさい》前

あちこち訪ねたが、なかなか改善されなかった五十肩。痛む左肩は動かさず、痛みが生じないところを動かして姿斉していたら、いつのまにか左肩の痛みが消えて肩が挙がった。

# 肩周りを中心に姿育《しさい》する

## 動きには3種6方向(前後・左右・ねじれ)がある

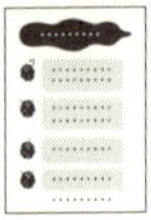

「共通ルール」(P58)にそって身体を動かす

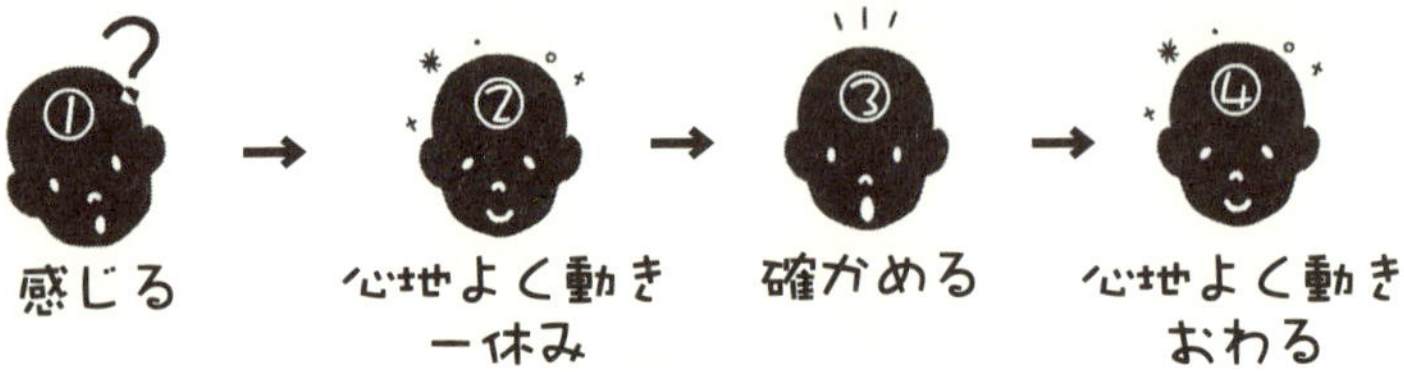

①
感じる
②
心地よく動き一休み
③
確かめる
④
心地よく動きおわる


どちらに動かしても痛みや違和感を感じる場合は次の動きに進む

八章

### 前後の動き の一例*

●はじめの姿勢:あおむけになり両手は体側にそえる

B

手のひらは
内側に向ける

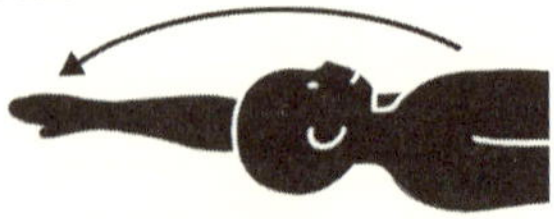

頭の位置が左右に
動かないように注意

左腕を前から上に、
ゆっくりと挙げる

肩周りに意識を向ける

A

手のひらは
内側に向ける

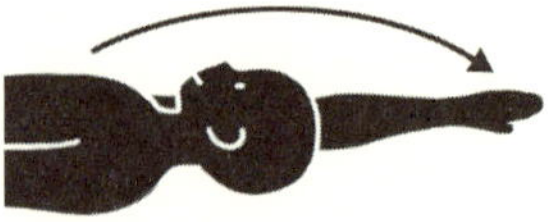

頭の位置が左右に
動かないように注意

右腕を前から上に、
ゆっくりと挙げる

*ここでは前の動きのみを掲載

## 左右の動き の一例

●はじめの姿勢：あおむけになり両手は真横にひろげる

B

頭の位置が左右に
動かないように注意

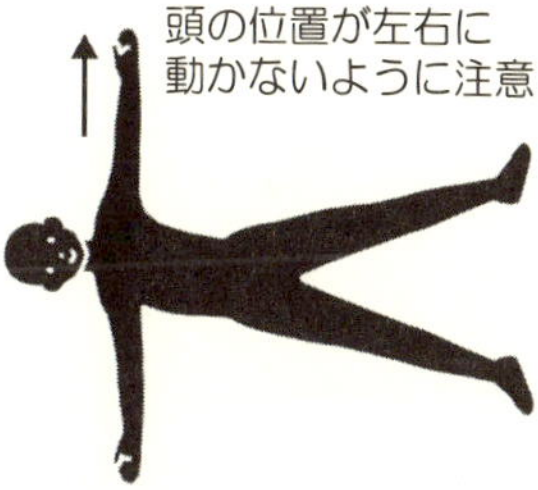

左腕を外側に押し出す

肩周りに意識を向ける

A

頭の位置が左右に
動かないように注意

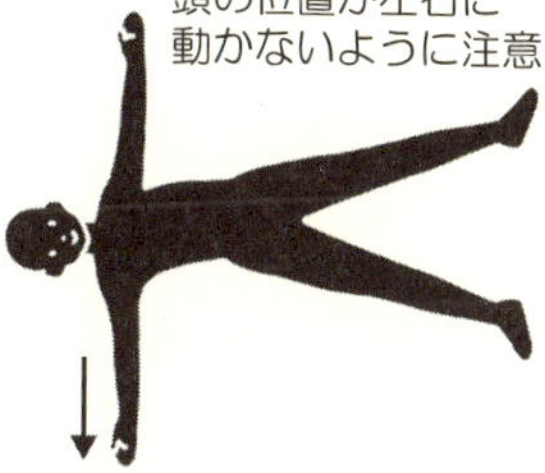

右腕を外側に押し出す



## ねじれの動き の一例

●はじめの姿勢：あおむけになり両手は体側にそえる
手のひらは上に向ける

B

左腕を内側に、右腕を外側にゆっくりとねじる

肩周りに意識を向ける

A

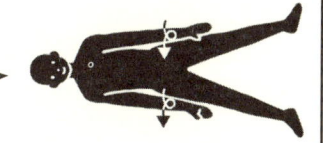

右腕を内側に、左腕を外側にゆっくりとねじる

◆姿斉にはこの他にも多彩な動きが多くある。対称的な動きであればどの方向で比べてもかまわないため、さらなる快適を探し角度や強さを変えて動いてみてもよい。

# 27 頭痛など

## 頭痛が頭の異常な傾きを知らせてくれている

ちょうど両耳孔の高さのところから後方にたどっていくと、首と頭をつなぐ関節があります。偏頭痛、頭重《ずじゅう》、めまい、眼精疲労、蓄膿《ちくのう》症、三叉《さんさ》神経痛、顔面麻痺、顎《がく》関節症、白内障、耳鳴りなどといった頭や顔の問題をかかえている人の多くは、この部分にみだれがあります。*

そのような人を正面から眺めると、耳や眼の高さが違っていたり、唇が斜めに傾いていたりします。また、横から眺めると、アゴがあがり、後頭部がつまり、亀のように首を前方に突き出しています。

こうなると、薬や何らかの治療で一時的に押さえることができたとしても、かならず何度も再発します。再発だけならまだしも、みだれの停滞により、問題は、より深刻化していくことでしょう。

根本的な改善を望むのであれば、自然律にあらがわず、無理なく姿勢を斉えていくことです。

**＊頭の傾きと痛み**

成人の男女であれば、首から上の頭の重さが、およそ4～5キログラムあるといわれます。

人は目覚めて立ち上がった瞬間から、この重い頭を両肩の間にすえて、一日中活動を続けることになります。そして、これを支える首からは多くの神経が出て、周辺に分布しています。

頭の異常な傾きが続くと、これら神経を圧迫したり引っ張ったりして、痛みが生じる原因をつくります。

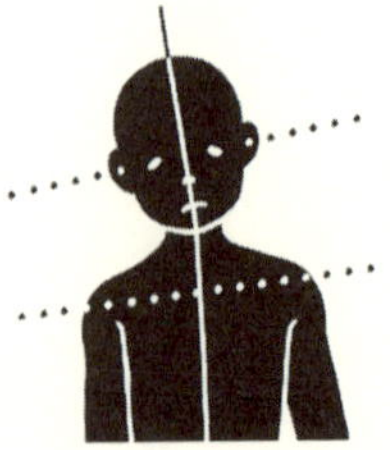

# 「頭痛」の改善例

・女性（30代）
・頭痛、吐き気、腰痛の改善

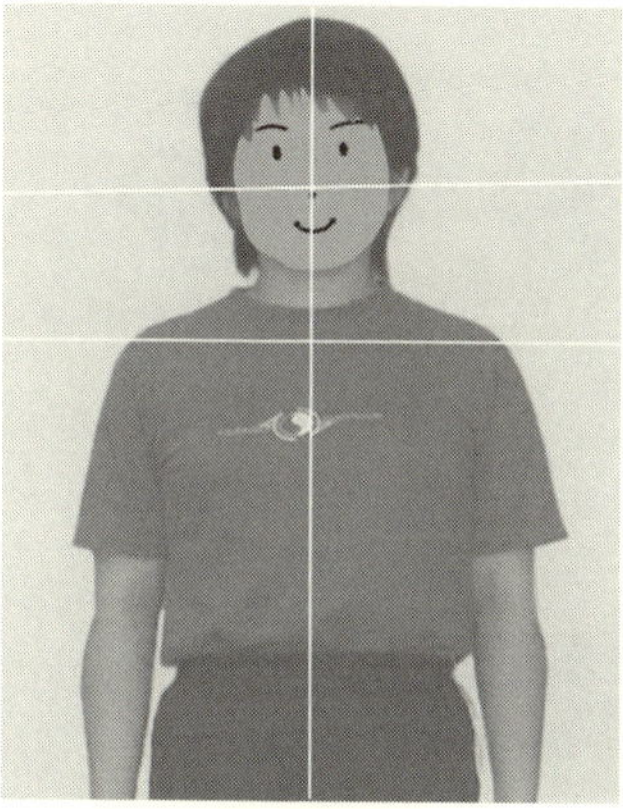

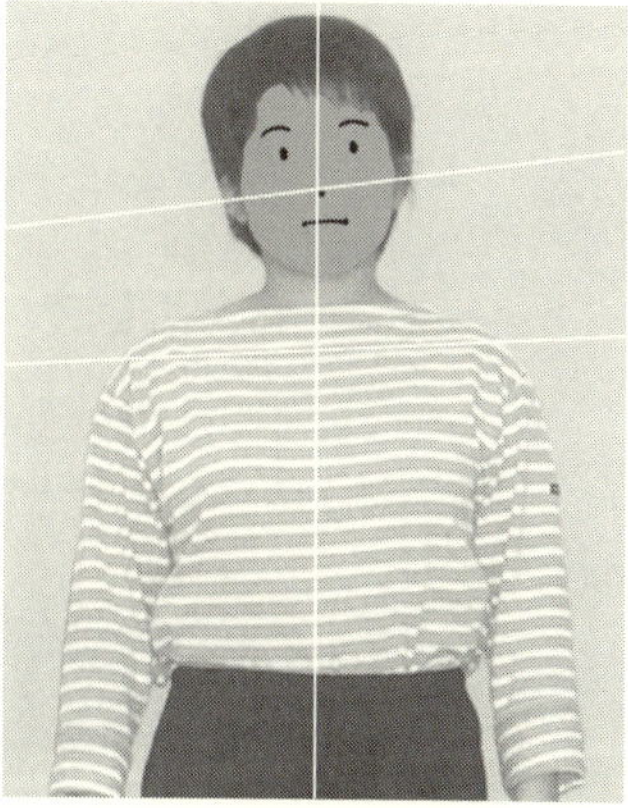

姿斉後《しさい》
約4ヶ月度
←
姿斉前《しさい》

机に向かっての仕事が長く続き、吐き気、頭痛、腰痛が頻繁に出始めた。教室に週1～2回参加しながら自分自身で姿斉を行った。ほとんどの症状は改善された。

# 首周りを中心に姿育《しさい》する

## 動きには3種6方向(前後・左右・ねじれ)がある

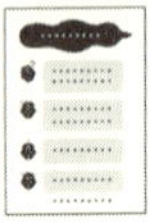

「共通ルール」(P58)にそって身体を動かす

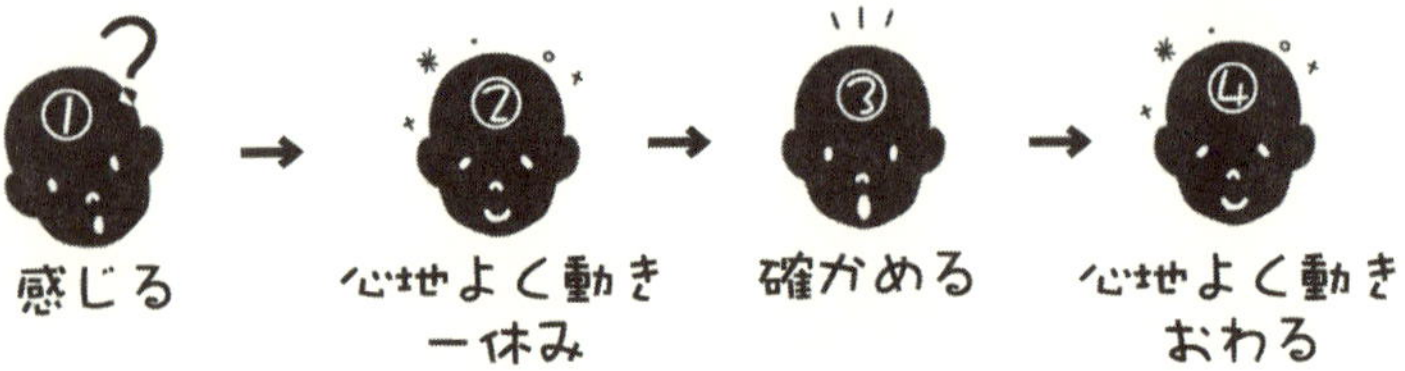

①
②
③
④
感じる
心地よく動き一休み
確かめる
心地よく動きおわる


どちらに動かしても痛みや違和感を感じる場合は次の動きに進む



### 前後の動き の一例

●はじめの姿勢：あおむけになる

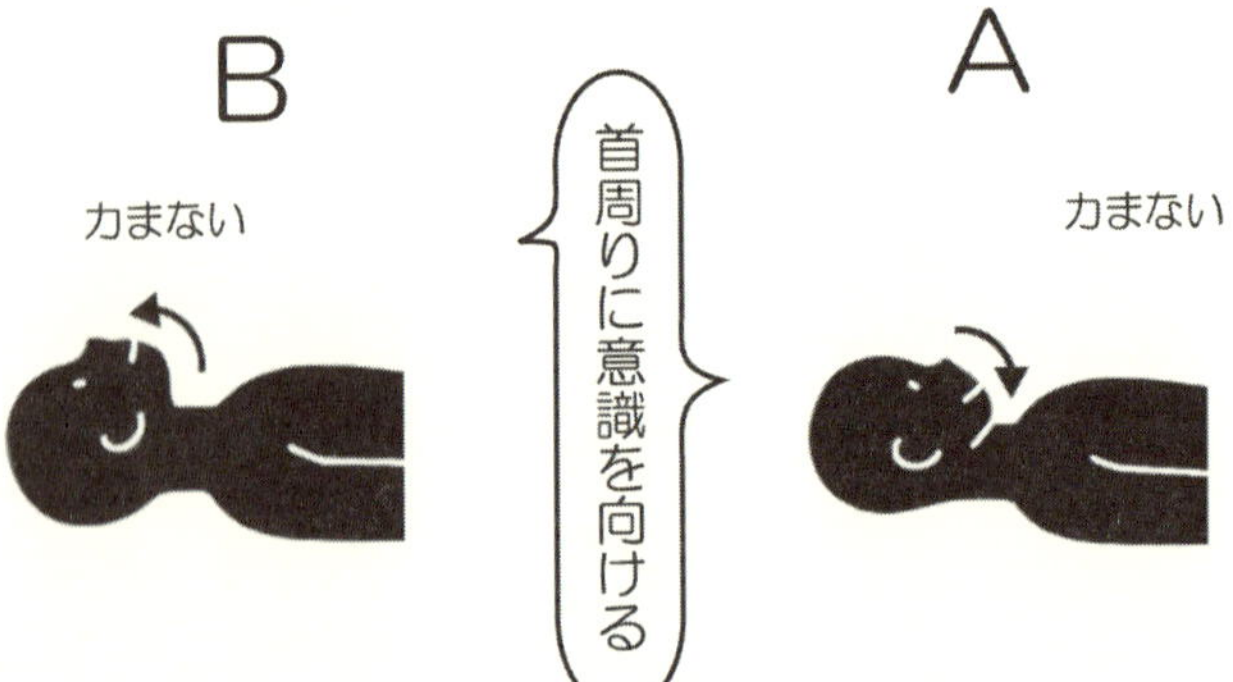

B
A
力まない
首周りに意識を向ける
力まない


ゆっくりとアゴをあげる　　ゆっくりとアゴを引く

## 左右の動き の一例

●はじめの姿勢：うつ伏せとなり両手を重ねアゴをのせる

**B**

力まない

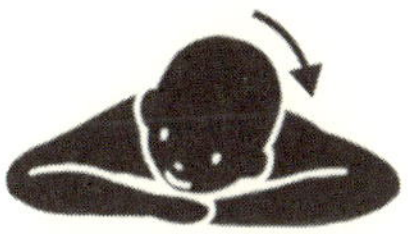

アゴを支点にしながら頭を左に倒す

首周りに意識を向ける

**A**

力まない

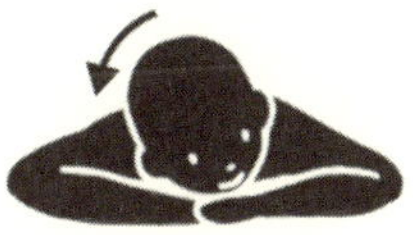

アゴを支点にしながら頭を右に倒す



## ねじれの動き の一例

●はじめの姿勢：あおむけになる

**B**

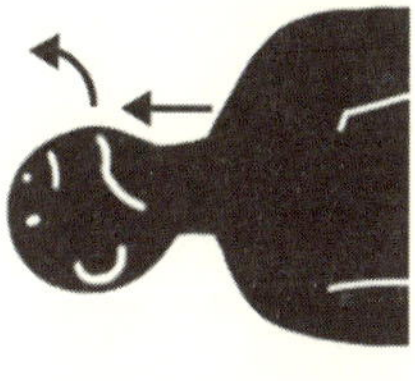

ゆっくりと動かす

軽くアゴをあげて、左斜め上を見上げるように首をねじる

首周りに意識を向ける

**A**

ゆっくりと動かす

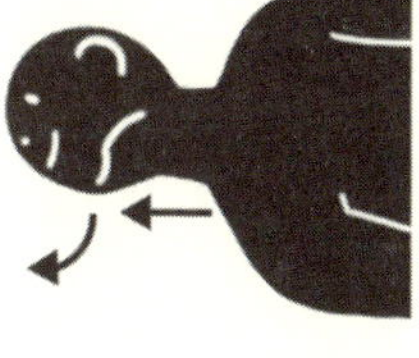

軽くアゴをあげて、右斜め上を見上げるように首をねじる

◆姿斉にはこの他にも多彩な動きが多くある。対称的な動きであればどの方向で比べてもかまわないため、さらなる快適を探し角度や強さを変えて動いてみてもよい。

# 28 股関節痛など

## 体を支えながら動きまわるのは重労働

股関節は、膝関節とならんで人体中最も大きく丈夫な関節です。

この関節は、上半身の重みを引き受けながら、同時に縦横無尽に動きまわるための支点の役割をかねているため、他の関節とちがって代用が効きにくく、いったん問題が発生して変形が始まると、なかなか治りづらい関節です。

しかも、利き手・利き足などの影響から、多くの人々に左右の股関節の使い方の偏りが生じており、この影響を受けて、股関節を痛めている方がずいぶんと増えているようです。

くわえて、利き手、利き足*が固定化され始めるといわれる7～8歳くらいまでに、一定した動きが求められる種類のスポーツを始める子どもたちが増えているのも、股関節痛の増加に拍車をかけているようです。

これを防ぐためにも、まずは偏った使い方を改め、無理なく自然に、姿勢を斉えることをお勧めします。

**＊利き手と利き足と股関節**

仮に利き手が右だとすると、ほぼ自動的に右脚の働きは「活動優先」、左脚の働きは「支持優先」となります。この結果、体重を支える働きを軽減された右股関節の役割分を左股関節がすべて引き受け、その負担が増大されます。

日ごろから、両方の股関節を、前後・左右・内外といった全方位に偏りなく動かす習慣を身につけておくことが肝要です。

# 「股関節痛」の改善例

・女性（40代）
・左股関節、開脚不全の改善

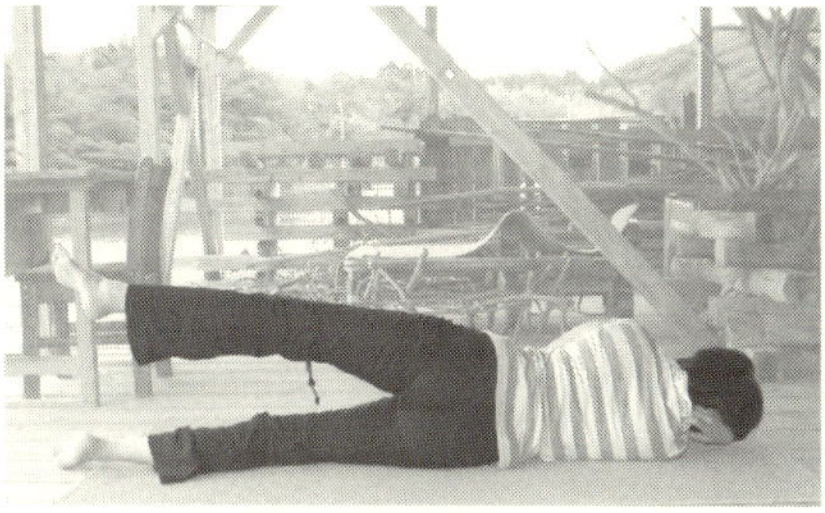

姿斉前《しさい》

出産後、股関節の調子を崩した。
左脚を挙げようとするが、うまく
挙がらない

↓

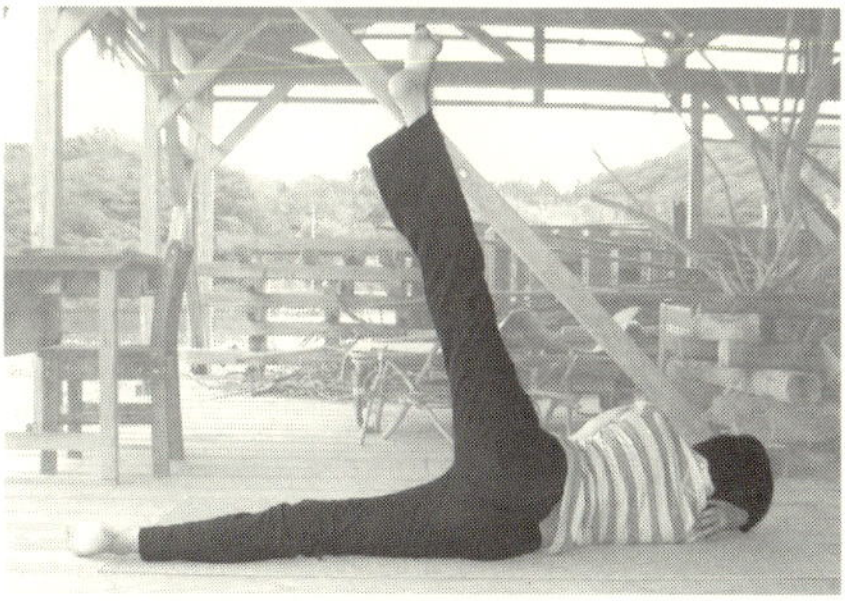

姿斉後《しさい》

約30分後

姿斉後、挙がるようになった

□ 122 ■

# 股関節周りを中心に姿育《しさい》する

## 動きには3種6方向(前後・左右・ねじれ)がある

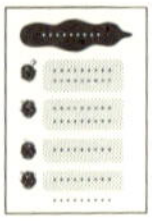

「共通ルール」(P58)にそって身体を動かす

(P58)

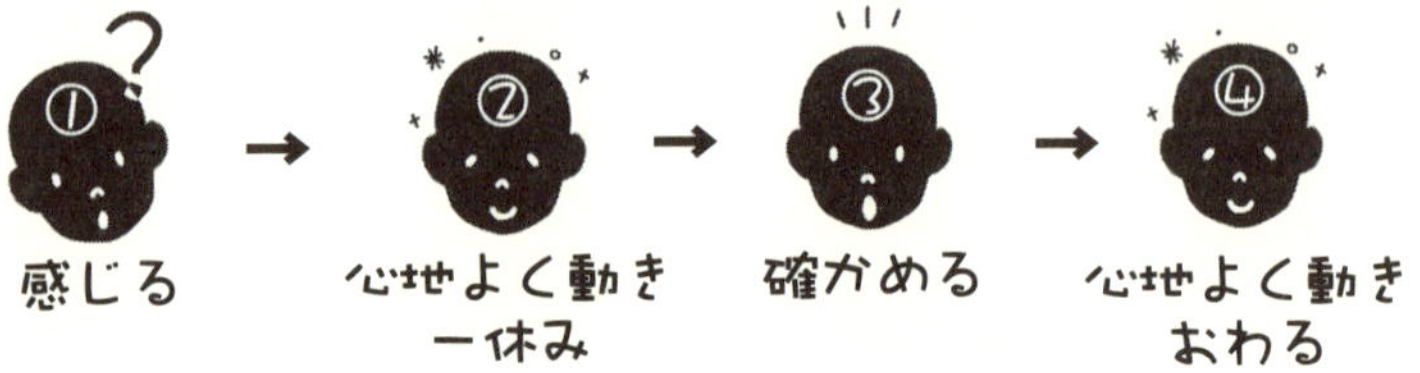

①
感じる
②
心地よく動き一休み
③
確かめる
④
心地よく動きおわる


どちらに動かしても痛みや違和感を感じる場合は次の動きに進む



### 前後の動き の一例

●はじめの姿勢：あおむけになる

股関節周りに意識を向ける

B

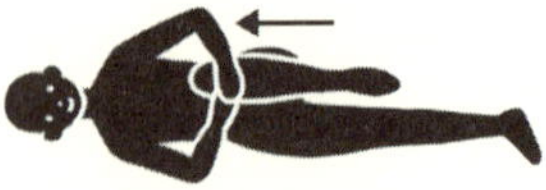

両手で左膝をおなかに引き寄せる
伸ばしている側の脚は浮かないようになるべく床につけておく

A

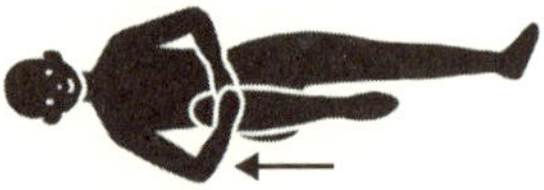

両手で右膝をおなかに引き寄せる
伸ばしている側の脚は浮かないようになるべく床につけておく

## 左右の動き の一例

●はじめの姿勢：あおむけになり両手は頭の後ろか胸の上にのせる
脚は肩幅よりも広くひろげる

股関節周りに意識を向ける

**A**

左脚は動かさない

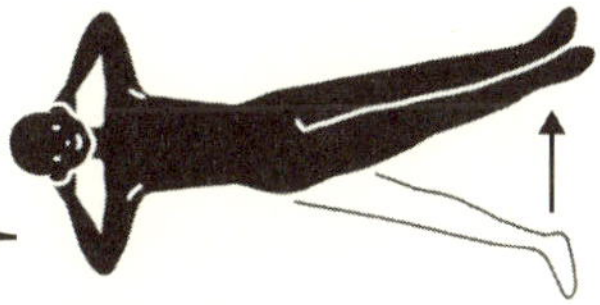

右脚を左脚に寄せる

**B**

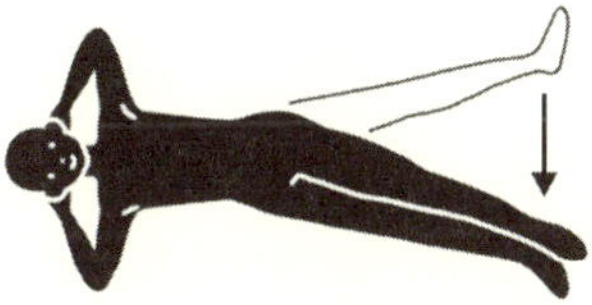

右脚は動かさない

左脚を右脚に寄せる



## ねじれの動き の一例

●はじめの姿勢：横寝になり両膝は軽く曲げてそろえる

股関節周りに意識を向ける

**A**

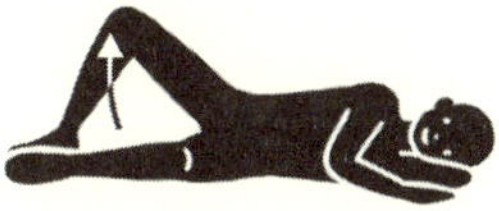

左肩を下にした横寝

右膝頭を上に向ける

**B**

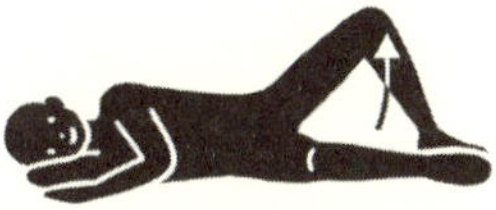

右肩を下にした横寝

左膝頭を上に向ける

◆姿斉にはこの他にも多彩な動きが多くある。対称的な動きであればどの方向で比べてもかまわないため、さらなる快適を探し角度や強さを変えて動いてみてもよい。

# 29 膝痛など

## 膝にたまる水は膝を守ってくれている

痛む膝に水が溜まっていたので水を抜いた、といわれる方も多いことでしょう。しかし、ただ水を抜いただけで安心していると、知らぬまに膝はますます傷つき、変形の度合いを早めていきます。

膝の水というのは、骨膜でつくられる保護／潤滑剤です。そして、関節軟骨に栄養を運ぶ働きも担っています。ですから、膝関節に過剰な圧や摩擦が生じると、緊急事態を察知した関節骨膜が関節液を増産し、これを防ごうとしてくれます。ケガや感染症などの特殊な場合をのぞいて、膝関節水腫の多くは、姿勢のみだれによって生じる膝関節への過剰な圧や磨耗に対する防衛対策なのです。

にもかかわらず、膝の痛みに悩む当の本人は平気な顔でこの守護神を抜き取り、みずから膝関節の変形を加速させていくのです。

# 「膝痛」の改善例

・男性（60代）

・左膝（内側下）の痛みの改善

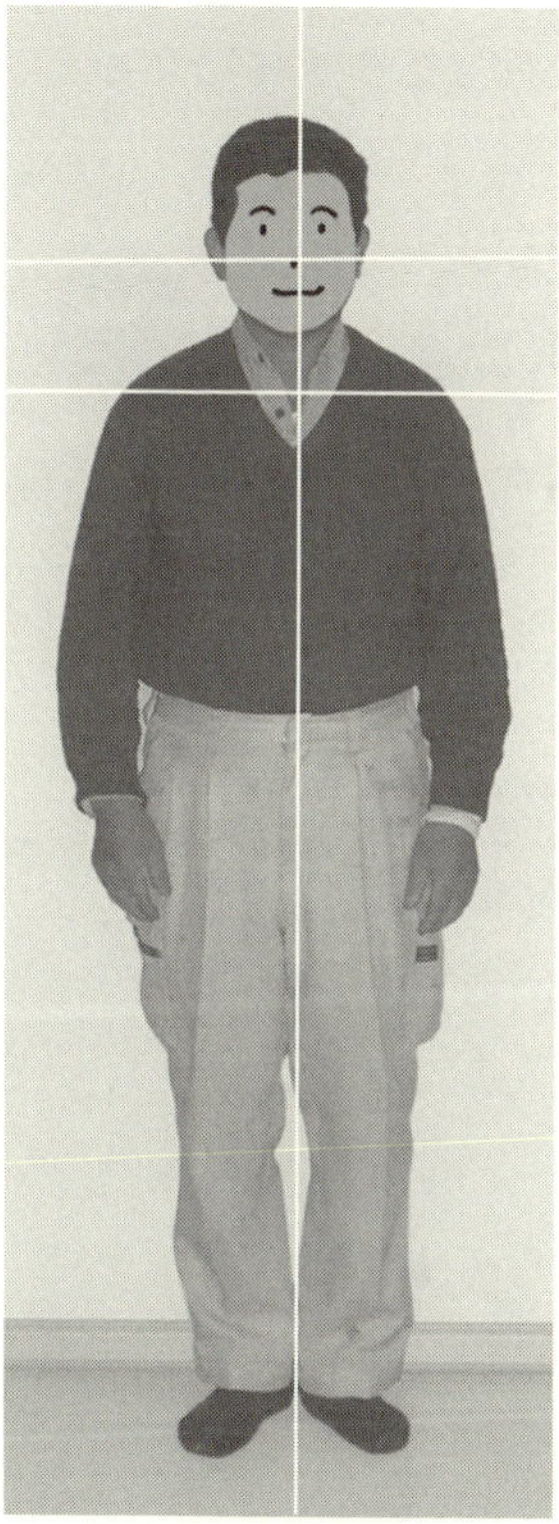

姿斉《しさい》後

翌日

←

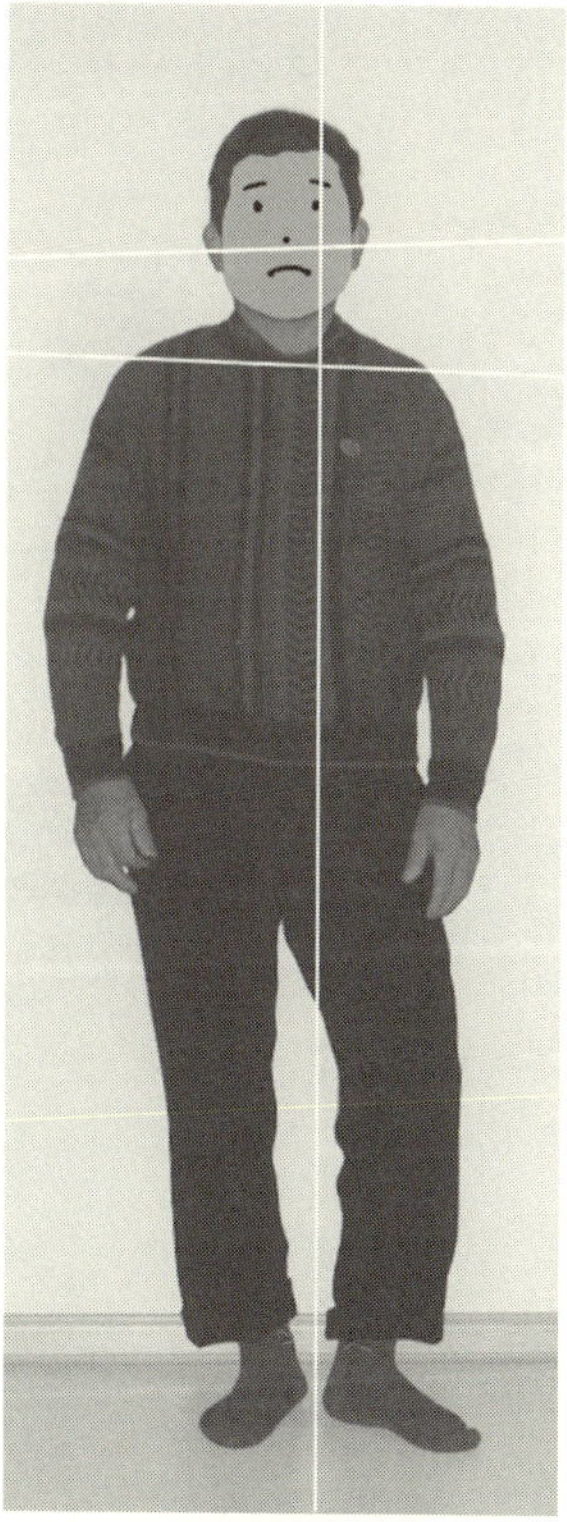

姿斉《しさい》前



作業現場で左ひざをねじり歩けなくなる。血腫《けっしゅ》（傷つけた膝の関節に血液が溜まる）を抜いた後、痛み止めを打つが痛みが止まらない。自分自身で姿斉を行うと膝が伸びて痛みも薄らぐ。翌日の早朝、無事に仕事に向われた。

# 膝周りを中心に姿斉《しさい》する

## 動きには3種6方向(前後・左右・ねじれ)がある

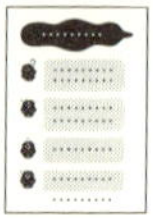

「共通ルール」(P58)にそって身体を動かす

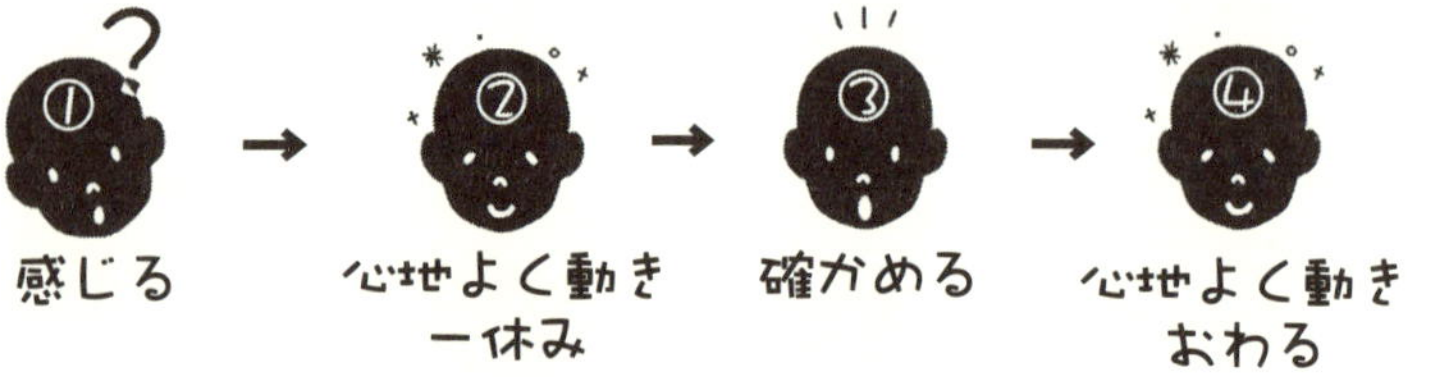

感じる
心地よく動き
一休み
確かめる
心地よく動き
おわる


どちらに動かしても痛みや違和感を感じる場合は次の動きに進む



### 前後の動き の一例

●はじめの姿勢：椅子に座り背筋を伸ばす

B　A

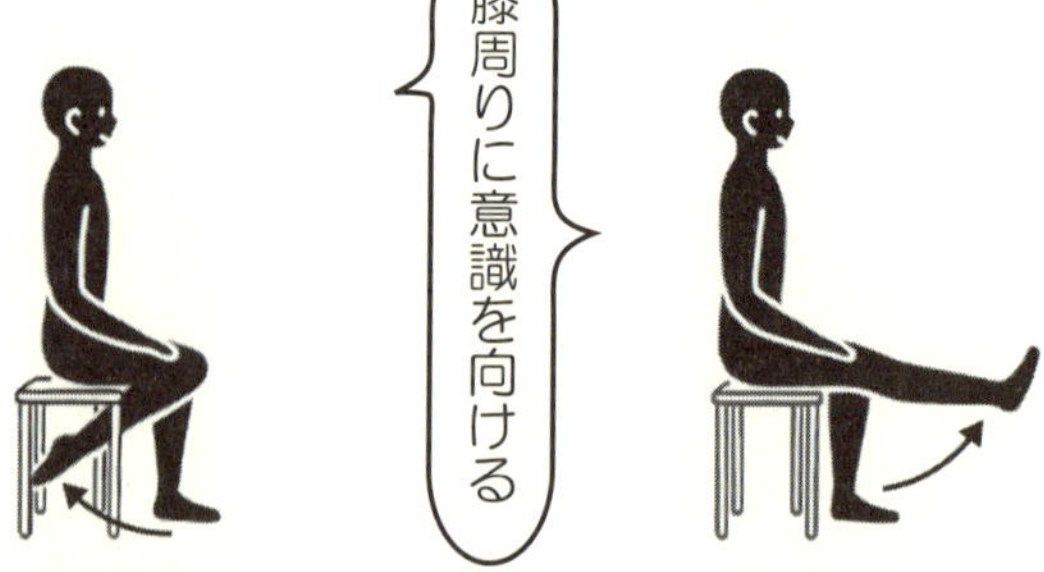

膝周りに意識を向ける


膝を曲げる　膝を伸ばす

注　図ＡＢは右膝の確認
次に左膝でＡとＢの動きを行い、前後の差を感じとる

## 左右の動き の一例

●はじめの姿勢：椅子に浅く座り両手で膝を支える
つま先は正面に向ける

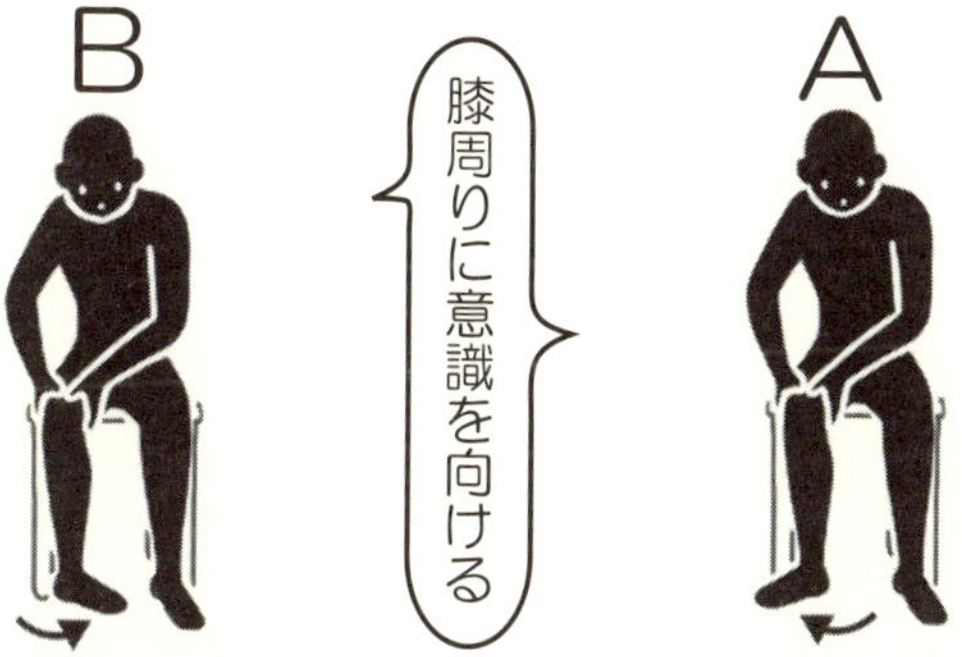
B
A
膝周りに意識を向ける

B：かかとを支点にしながら
つま先を内側に移動させる

A：かかとを支点にしながら
つま先を外側に移動させる

注　図ＡＢは右膝の確認
次に左膝でＡとＢの動きを行い、左右の差を感じとる



## ねじれの動き の一例

●はじめの姿勢：脚を肩幅に広げて立つ
両つま先は正面に向けて足を平行にかまえる

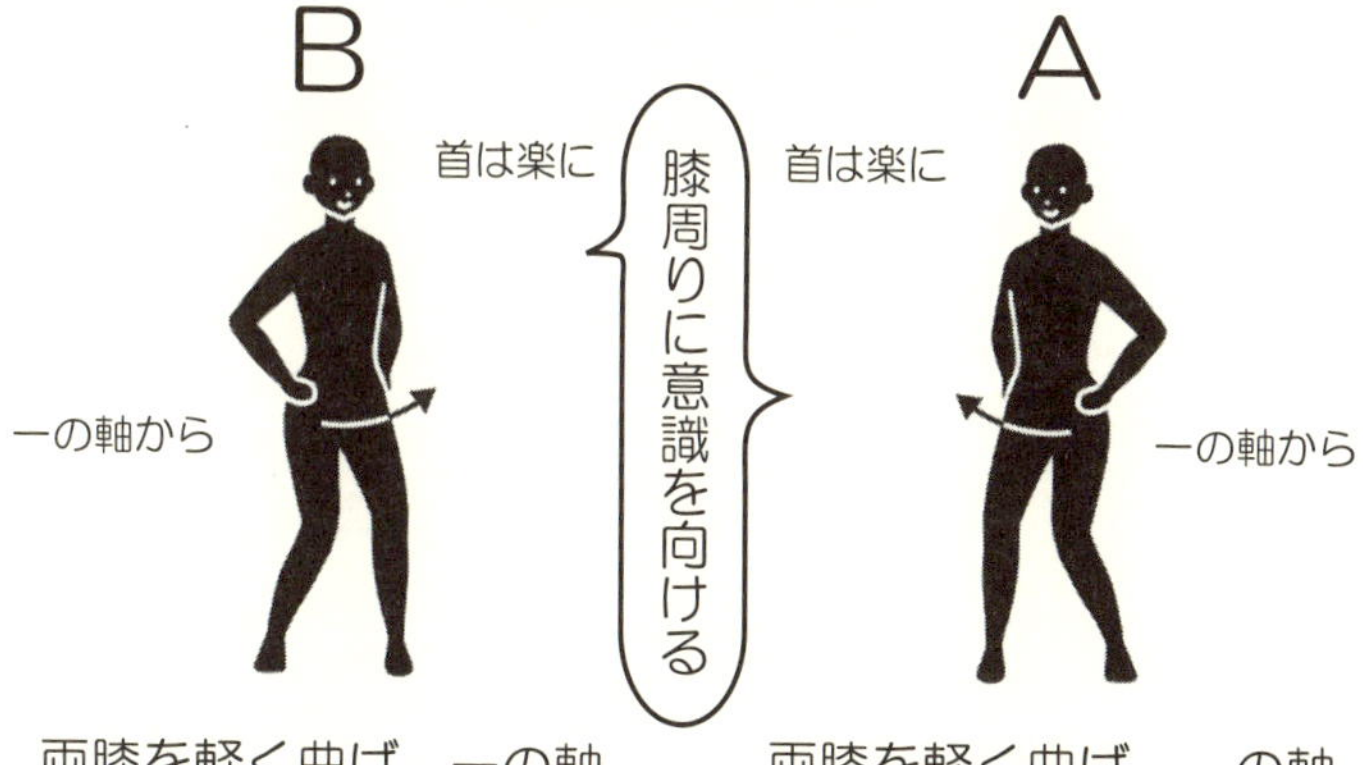
B
A
首は楽に
膝周りに意識を向ける
首は楽に
一の軸から
一の軸から

B：両膝を軽く曲げ、一の軸*
から上半身を左へねじる

A：両膝を軽く曲げ、一の軸*
から上半身を右へねじる

*一の軸：コラム⑦主軸Ｐ136　参照

◆姿斉にはこの他にも多彩な動きが多くある。対称的な動きであればどの方向で比べてもかまわないため、さらなる快適を探し角度や強さを変えて動いてみてもよい。

# 30 側わん症など

## 原因が除かれるまで背骨は曲がってくれている

正常な背骨を正面から眺めると上下に一直線に伸びています。この背骨が病的に左右どちらかに大きく飛び出して彎曲《わんきょく》しているものを側わん症といいます。

側わん症の原因はさまざまですが、そのうちの70～80％が、乳幼児から思春期にかけてみられる突発性側わん症といわれます。

突発性側わん症は、先天性側わん症や神経繊維性側わん症ほど重篤《じゅうとく》なものではありませんから、早いうちから自然律にならって姿勢を斉えていけば改善されていきます。

ちなみに、背骨が曲がる原因になるからといって、かけづらい側があるにもかかわらず、バックを左右均等にかけよう＊などという、もっともらしい浅痴恵に頼るのはやめておくことです。へたな頭を使う前に、自分の感覚にすなおに従って、その時々のかけやすい側、持ちやすい側で、かけたり持ったりしていれば、逆に姿勢は守られます。

＊参考図書
『標準整形外科』第8版
石井清一／平澤泰介監修、医学書院刊

**＊バックのかけ方／かつぎ方**

自然観や自分感が研ぎ澄まされてくると、心地よい側でバックをかけたり担いだりすることで、姿勢バランスを保とうとしていることを、はっきりと感じ始めます。

それと共に、「カバンやバックを左右交互にもて」という固有感覚を無視した教示の不完全さや過ちに気づきます。

・「バックのかけ方で姿勢を斉える（P88～91）」もご覧ください。

# 「突発性側わん症」の改善例

・女性（10代）

・右側凸の側わん症の改善

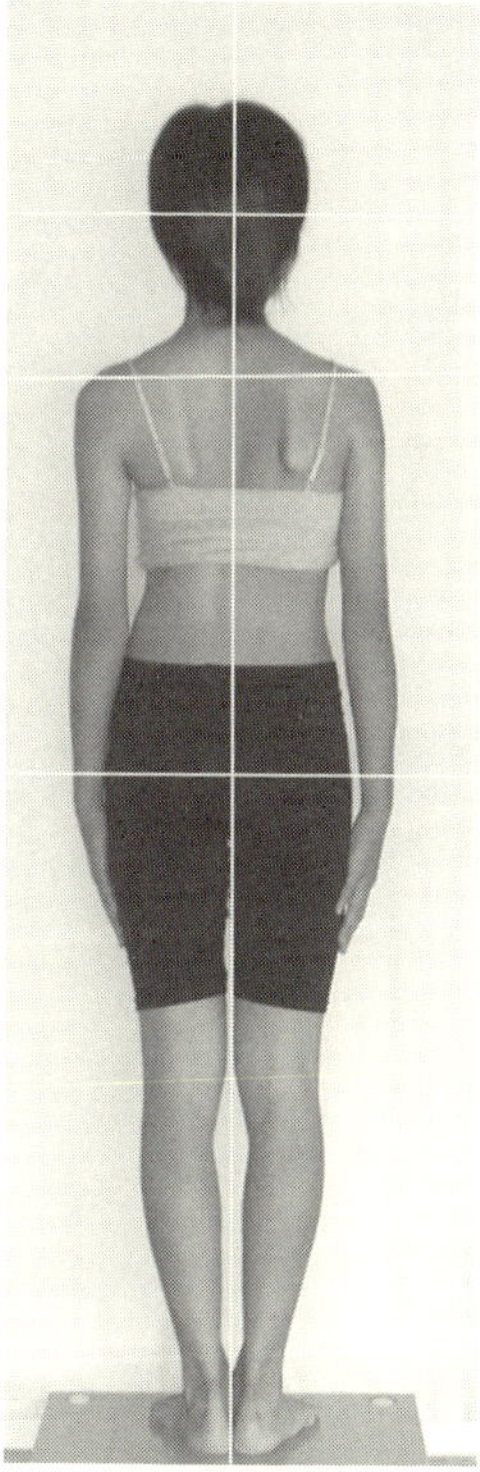

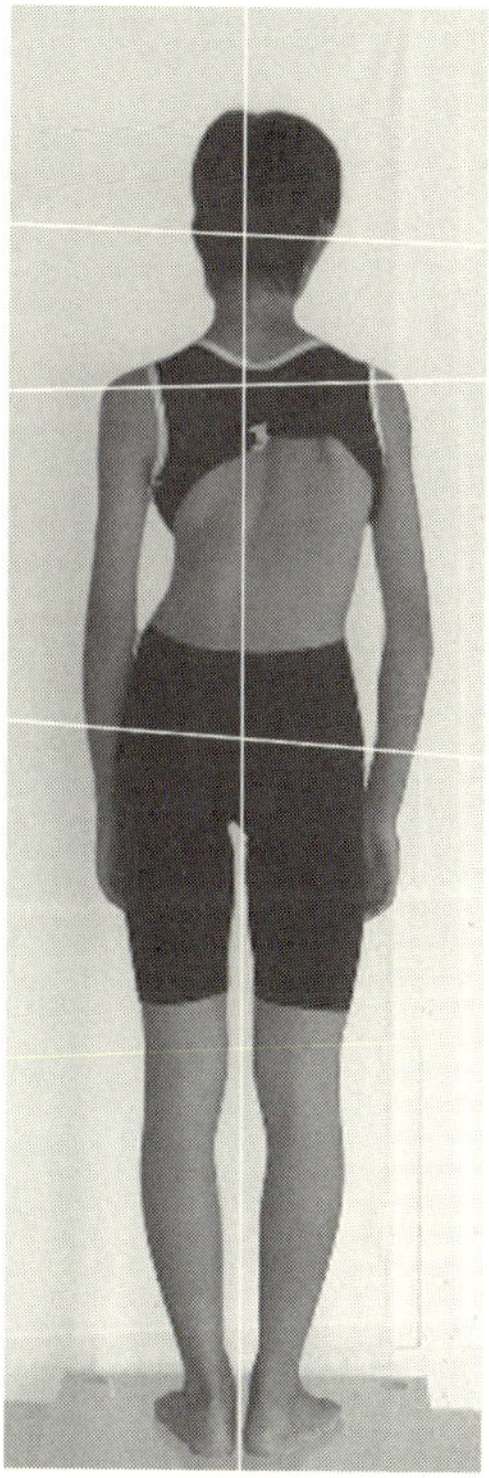

姿斉《しさい》途中
約11ヵ月後

←

姿斉《しさい》前

矯正ギブスの装着を好まず、週１回ほどのペースで自分自身で姿斉を行い始めて約11ヶ月後の写真。角度や見た目も改善。現在も継続中。

# 体幹（胴体）を中心に姿育《しさい》する

## 動きには３種６方向（前後・左右・ねじれ）がある

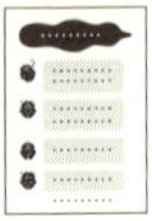

「共通ルール」（P58）にそってて身体を動かす

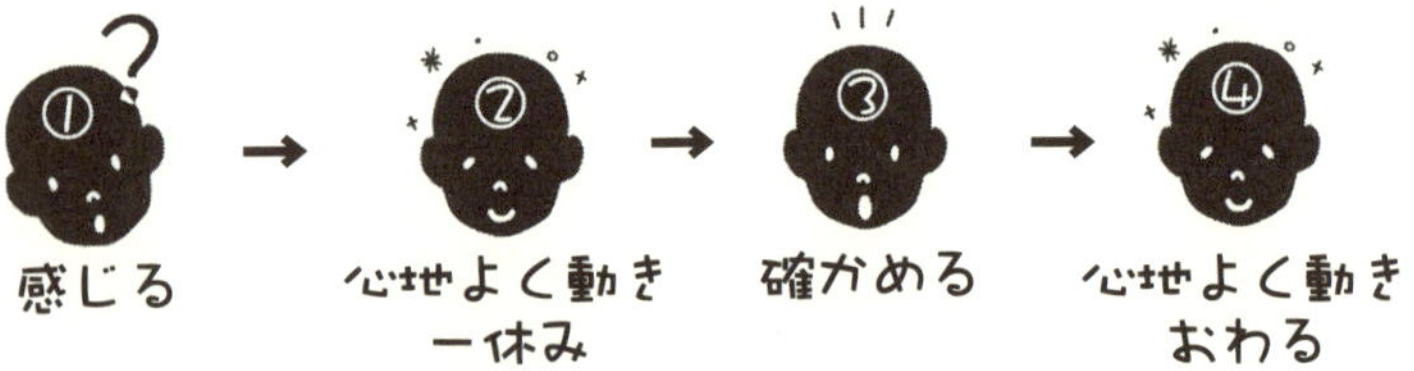

①
感じる
②
心地よく動き
一休み
③
確かめる
④
心地よく動き
おわる




どちらに動かしても痛みや違和感を感じる場合は次の動きに進む

## 左右の動き の一例*

●はじめの姿勢：うつぶせになり両手は重ねて額の下におく

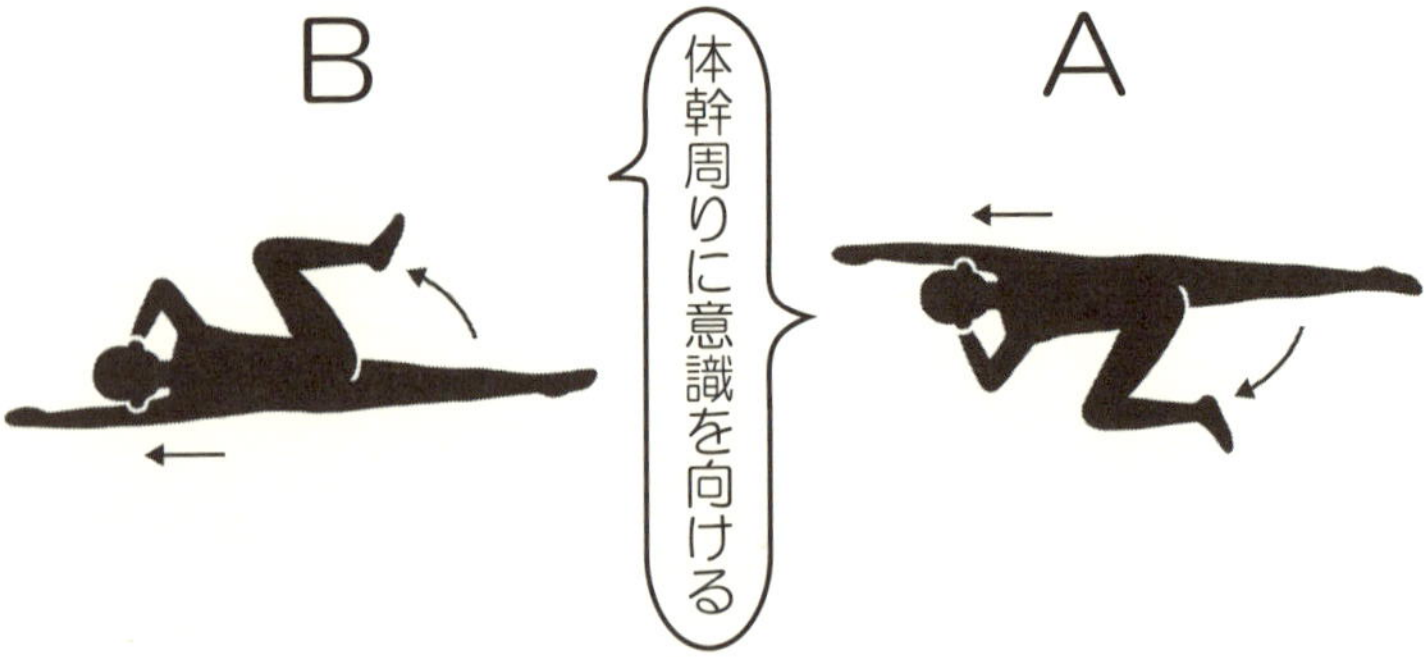

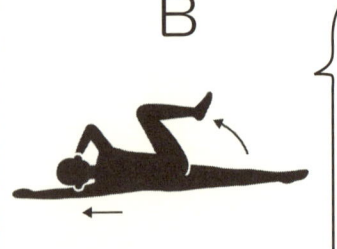

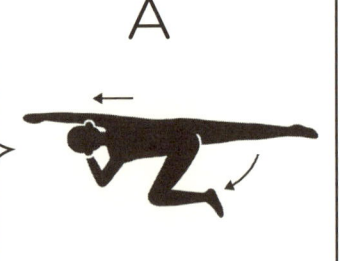

B
体幹周りに意識を向ける
A


左腕を頭上に伸ばし、右膝を右わき腹へ引きあげる

右腕を頭上に伸ばし、左膝を左わき腹へ引きあげる

＊ここでは前後の動きを割愛し左右の動きを２つ掲載

## 左右の動き の一例

●はじめの姿勢：うつ伏せになり両手は重ねて額の下におく
脚は肩幅にひろげる

体幹周りに意識を向ける

**B**

肩の位置はあまり動かさないように

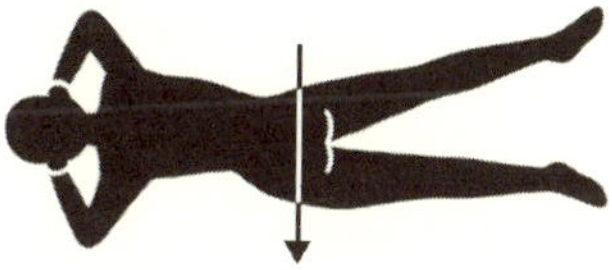

一の軸*を左側に押し出す

**A**

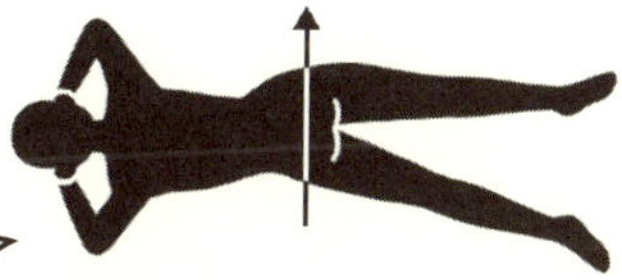

肩の位置はあまり動かさないように

一の軸*を右側に押し出す

*一の軸：コラム⑦主軸P136　参照



## ねじれの動き の一例

●はじめの姿勢：あおむけになり両腕を真横に広げる
脚は肩幅よりも大きく広げる

体幹周りに意識を向ける

**B**

足の位置はあまり動かさないように

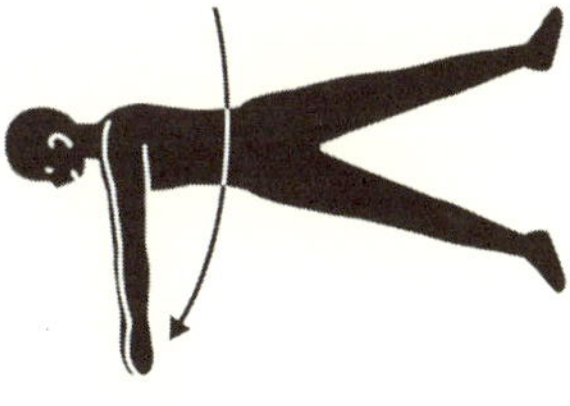

左手を右手に重ねるように身体を右にねじる

**A**

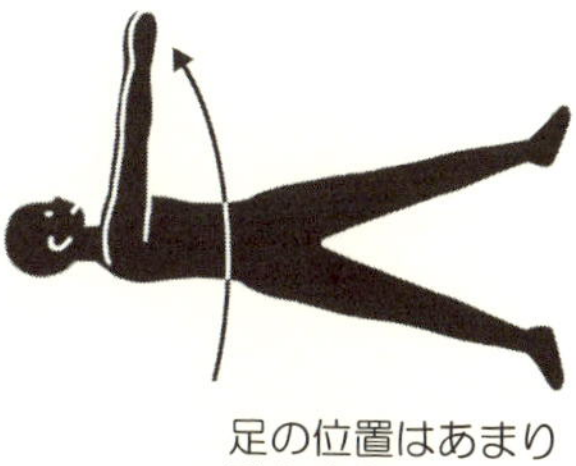

足の位置はあまり動かさないように

右手を左手に重ねるように身体を左にねじる

◆姿斉にはこの他にも多彩な動きが多くある。対称的な動きであればどの方向で比べてもかまわないため、さらなる快適を探し角度や強さを変えて動いてみてもよい。

# 31 アレルギーやアトピーなど

## 何かを除けば、他の何かを補う必要が生じる

アトピー性皮膚炎や花粉症などのアレルギー疾患は、免疫のはたらきが過剰になったことで生じる疾患だとされています。

ですが、本当にそれだけの問題でしょうか。

自然律によれば、何かが過剰である場合、かならず他の何かが過少となります。

「除去食」などで何かを減らすことに気を配るのも大事ですが、足りない何かを加えることも必要でしょう。

経験知にすぎませんが、これまでに出会って改善されていった花粉症、ある種の食物アレルギー、喘息、アトピー性皮膚炎などで悩んでいた方々の「足りないもの」とは、総じて、自然なリズムにあらがわず、姿勢を斉えていくことでした。

# 「アトピー性皮膚炎」の改善例

・女性
・3歳から25年間、アトピー性皮膚炎

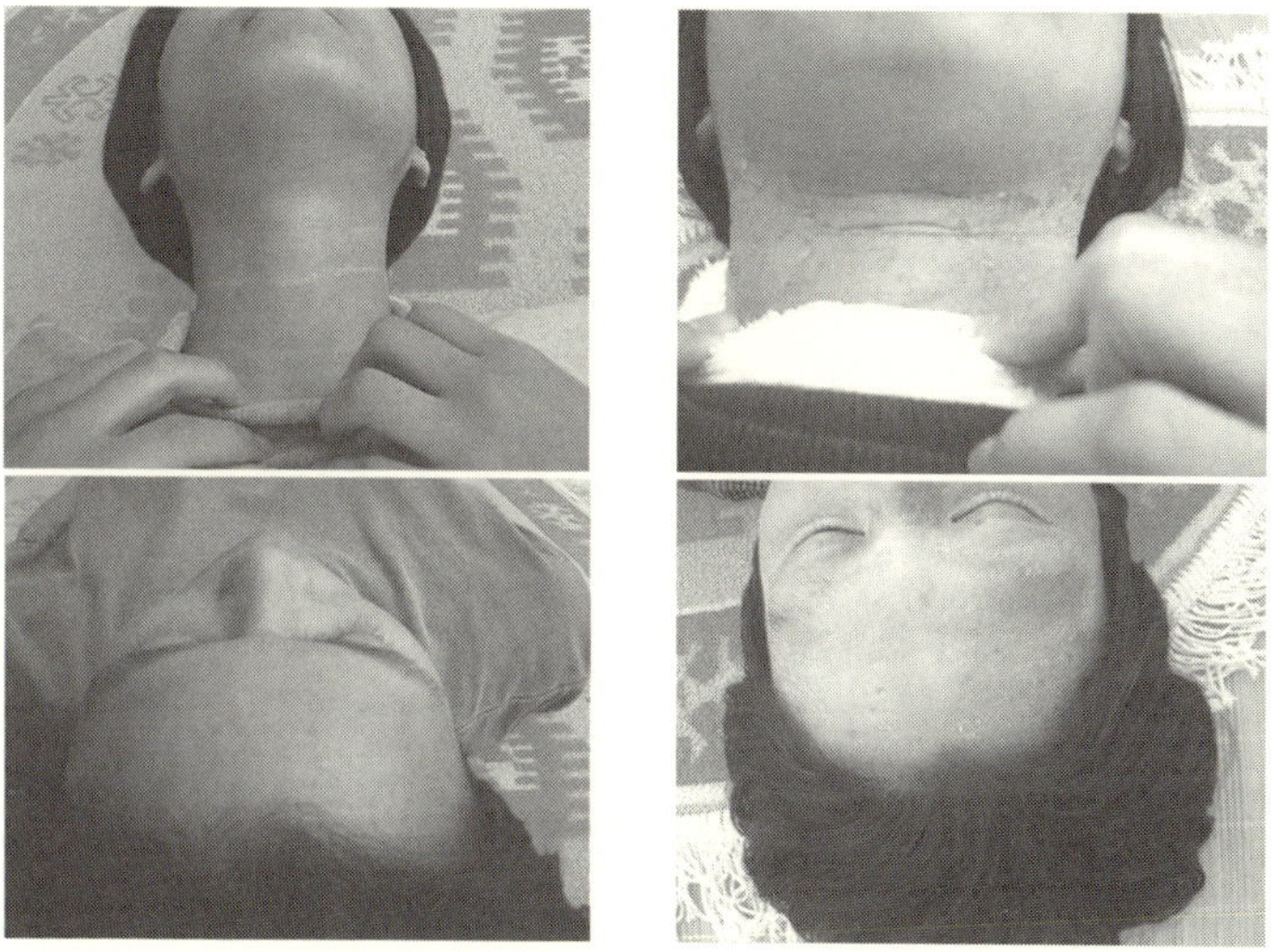

姿斉《しさい》後
約7ヶ月後
←
姿斉《しさい》前

３歳のときより約２５年間、強度のアトピー性皮膚炎に悩まされ、入退院を繰り返す。その間、民間療法も含めたさまざま治療を試みたが、改善と再発を繰り返す。自分自身で姿斉を行い始めて約7ヶ月後にほぼ全快。ただし生活リズムや姿勢がみだれてくると部分再発する。現在は完治し、４０歳を越えて元気な男の子を授かる。

# 32 内臓疾患など

## 骨も皮膚も筋肉もみんな内臓とつながっている

関連痛*というのをご存知でしょうか。

内臓不調の影響が、体表面のきまった部分に、コリ・ハリ・冷感・熱感・痛みなどとなって現れるというものです。

背骨から伸びる脊髄《せきずい》神経の根っこのところで、同根が枝分かれし、あるものは皮膚や内臓に、またあるものは筋肉や靭帯《じんたい》などに分布して、神経から伝えられる情報を共有しています。ですから、内臓の調子を取りもどすことで、その内臓と関連していた体表の問題（たとえば肩コリや腰痛）が消失したり、逆に肩こりや腰痛が消えることで、関連する内臓の調子が回復することがあります。

姿勢が斉うことで、体表面の異常感覚が消えると同時に、内臓の異常が回復するというのは、このようなしくみも関係しています。

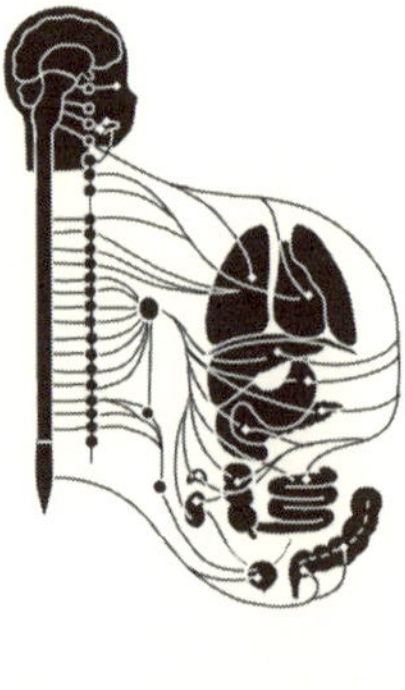

＊参考図書
『目でみるカラダのメカニズム』
堺章著、医学書院刊

**＊関連痛（かんれんつう）**
ある種の内臓の調子をくずすと、体表面のきまった場所に、さまざまな異常感覚が生じます。次ページの図をご覧ください。

姿斉《しさい》を行うことで、私自身は、肝臓障害、胃潰瘍《いかいよう》、十二指腸潰瘍、偏頭痛、右肩痛、右肘痛などを解消してきました。

また他にもけっこうな数の方々が、高血圧、心臓病、視力障害などを、ご自分で改善されています。

ただし医師ではありませんから、医学的な検査や確認はできません。ですから断言することはかないません。

しかし、症状の自覚や消失を数多く見るにつけ、「そうすればそうなり、ああすればああなります」ということが、経験的事実として数多く積み上げられてきました。

## 胃が不調の時の姿勢

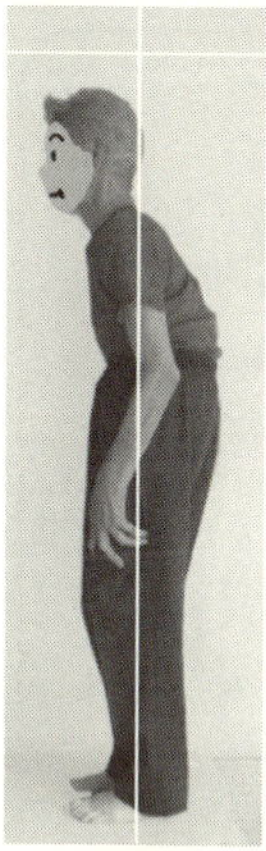

姿斉《しさい》前
胃の不調を訴える

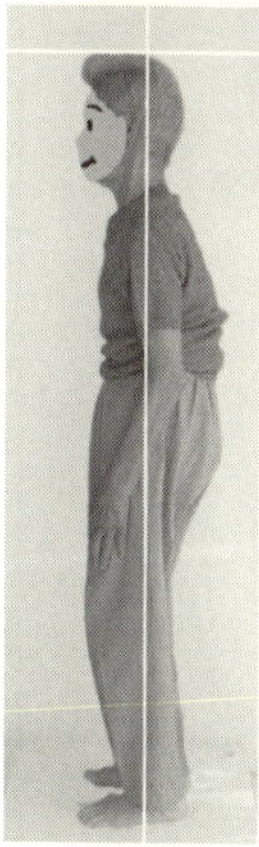

姿斉《しさい》後
姿勢を斉えると、腹部が伸びて胃の不調が消えた



＊関連痛の図

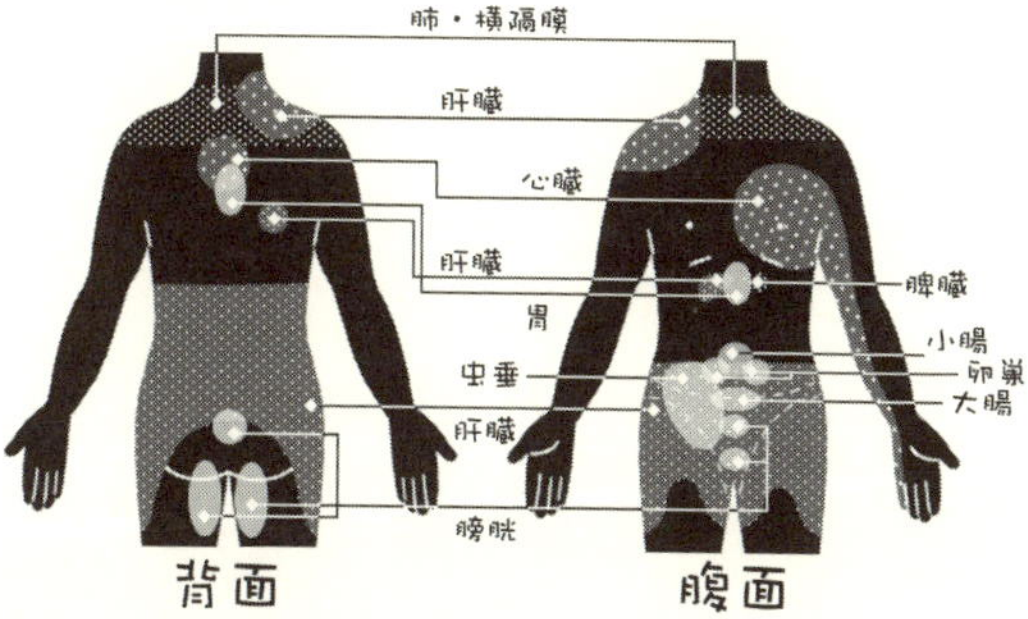
肺・横隔膜
肝臓
心臓
肝臓
胃
脾臓
小腸
虫垂
卵巣
大腸
肝臓
膀胱
背面
腹面

＊参考図書
『図解生理学』第2版
中野昭一編、医学書院刊

コラム⑦

# 主軸《しゅじく》

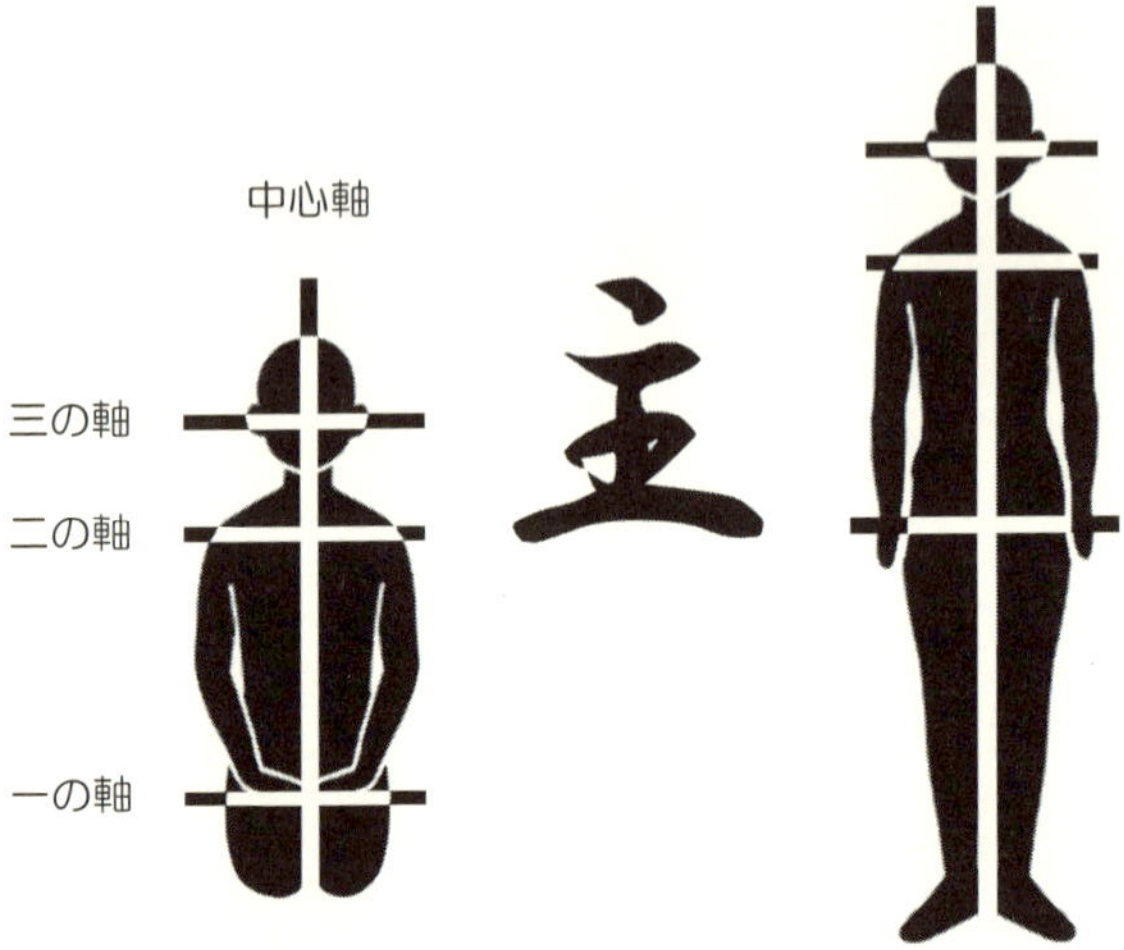


人体には三つの横軸とこれを垂直につなぐ一本の縦軸とがあり、双方を交えると漢字の「主」と見えることから、姿斉《しさい》では、これを「主軸」とよんでいます。

主軸をうまく使いこなせるようになってくると、身体使いが飛躍的に高まり、ケガや病気を起こしにくくなります。同時に、スタイルや立ち居ふるまいが、美しくなります。

◇三つの横軸
・一の軸（両股関節をむすんだ仮想軸）
・二の軸（両肩関節をむすんだ仮想軸）
・三の軸（両耳孔をむすんだ仮想軸）

◇一つの縦軸
・中心軸（頭の中央から骨盤の中央をむすんだ仮想軸）

# 九章　姿斉《しさい》の保全

自然律やくつろぎ反応（活動反応）の流れにゆらぎ、むりなく自然に姿勢を斉えた後は、新たな活動にむけて、人体のつくりにあわせた無理や無駄のない基本動作を身につけます。

そのポイントは、日本の伝承文化としての「礼儀作法」や「立ち居ふるまい」にあります。

# 33 作法

## 作法に動をつければ動作法

日本が世界有数の長寿国であり、それを支える要因のひとつが日本食であることはよく知られた事柄です。ところがそれ以外にも、当の日本人でさえ気づいていない、いまだ世界に知られざる秘密があります。それが礼儀作法や立ち居ふるまいに代表される日本の姿勢文化です。

礼儀作法や立ち居ふるまいなどというと、なんだか古めかしくて堅苦しいもののような印象をお持ちになるかもしれません。しかし、そうではありません。

確かに貴族を中心とする公家作法にあっては、形式を重んじるあまり、時に奇妙な動きも見られたようですが、武士を中心とした社会において発展をみせた武家作法は、つねに戦いの場を想定した、より実践的で合理的な身体観にあふれていたようです。

この武家作法の基本であり、最も重要な動作となるのが、「礼」「立ち座り」「歩」という三種です。この三種の動作は、今でも日本の伝統的な武芸や職業などに、しっかりと受け継がれています。

「礼」「立ち座り」「歩」は、いずれもよく知られた何の変哲もない日常動作ですが、このわずか三つの動作を作法にならって日々身につけていくことで、運動能力が飛躍的に向上し、怪我も減ります。

常日頃からこれらの動作を繰り返しているうちに、いつのまにか体の要となる腰の使いが向上し、跳躍力が増し、腰や膝の故障を防ぎ、しなやかな身のこなしが身についていきます。

武家作法は千年の時の結晶として、この国にしっかりと根づき、日本人の身体に染みわたりました。

そしてわずか六十数年ほど前まで、親は子に、子は孫に、躾(しつけ：身＋美)と称して伝えていました。

このような慣習のおかげで、日本人は小柄ながら世界の大男たちにも劣らない、強健でしなやかなカラダ／ココロを養ってきたのです。



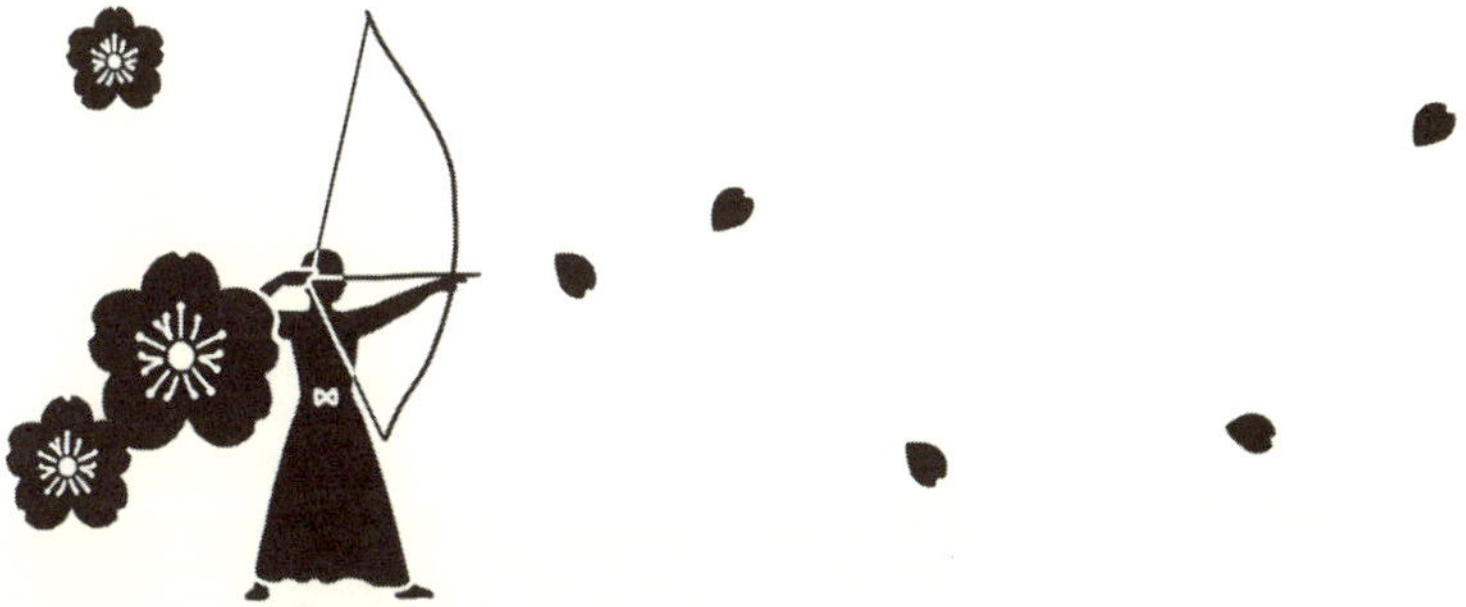

# 34 礼に始まり礼に終わる

## 礼はすべての動作法のことはじめ

少し前の日本では、多くの場所で、「礼に始まり礼に終わる」という言葉が行きかっていたように思います。姿勢のことをくわしく知る以前は、この言葉をたんに形式的で儀礼に囚われた押しつけがましいものだと勝手に思いこんでいました。しかし、日本が伝える礼儀作法の奥深さに気づいて以来、この言葉の重みを強く感じるようになりました。

礼のひとつに、立ったまま行なう立礼《りつれい》＊があります。

この動作を人体の機能的な面から改めてながめてみると、驚くようなことに気づかされます。立礼は頭を下げるといった簡単な動作ですが、このとき頭からではなく、両股関節を結ぶ仮想軸（一の軸）を想定して、まずこの軸を後方に押し出すようにします。

　すると、この動きに対して反作用的に、この仮想軸から上の部分がおのずと前傾していきます。

＊三種の立礼

・会釈（上半身を約15度傾ける）

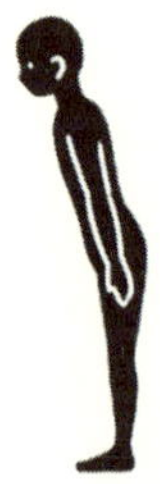

・敬礼（上半身を約45度傾ける）

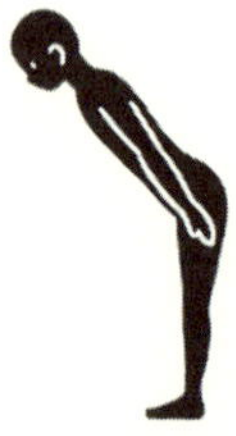

・最敬礼（上半身を約90度傾ける）

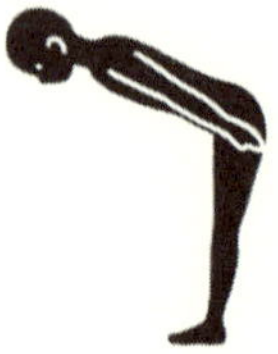

このように、「腰」という人体の要をうまく使いこなせる技が、何気なく「礼」の中に潜んでいます。「立礼」をうまく行うことで、下半身と上半身の前後のつり合いが自動的にとられ、機能的にも構造的にも無理のない、なめらかで強靭な動きが、知らないうちに養われていきます。

また、この立礼から、足を肩幅よりやや広めに開いて両膝を曲げていくと、相撲の四股《しこ》立ちとなります。四股立ちは、腰使いの見本中の見本であり、身体活動のあらゆる場面で必要とされる姿勢です。

構えのきまった美しい四股立ちは、簡単にできるものではありませんが、「礼」が身についてくることで、無理なくできるようになります。

剣道、柔道、空手道、相撲道、弓道、合気道、華道、茶道など、日本の武道や稽古事には、必ず道という文字が使われているのですが、各種の道において、「礼に始まり礼に終わる」と厳しく戒められてきたのには、どうやら、深い意味合いが隠されていたようです。



**＊誤った礼のしかた**

たいていの人が、腰というカラダの要を使わずに、頭だけを下げて「礼」をしたつもりになっています。しかし、これでは首や背中に強い負担をかけるばかりでなく、見た目も美しくありません。

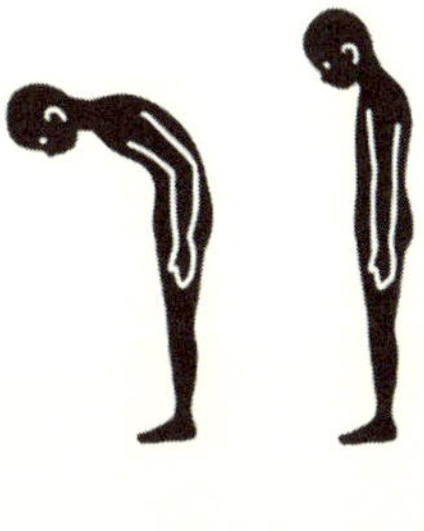

# 35 立ち座り

## ちりも積もれば立ち座り

日常の動作の中で数多く見られるのが、立ったり座ったりといった動作です。

たとえば、1歳の時から51歳になるまでの50年間、毎日20回立ち座りを行ったとすると、20（回数）×365（一年の日数）×50（加算年齢）＝365000（回）。つまり51歳になるまでに、日常生活だけでも36・5万回の膝の曲げ伸ばしを行うという計算になります。これが、81歳になると、58・4万回*です。

これだけの回数分、もし誤った膝使いを行っていたとすると、身体を痛めるのは当然であり、どのような名医でも治しようがないことにお気づきでしょう。これを知ってか知らずか、日本古来の（動）作法は、この立ち座りにさまざまな注意を払い、身心の保全に役立てています。

**＊一日の立ち座り回数**

睡眠時間を8時間とすると、一日の残りは16時間です。日常において、1時間に1～2回の立ち座りをするとして、一日平均20回と想定してみました。

まず、正座から軽く臀部を浮かせます。次に、どちらか出しやすい側の足を半足分前に出し、膝を立てます。

この体勢から、両足は中心下方へ、頭は真上へと、足と頭で反対方向へいっきに引き合います。ちょうど、じゃばら折りにされた紙を、まっすぐ上下に広げる要領です。

立位から座位に向かう時には、上下に引き合っていた頭と足の力を抜くだけです。これで無理なくストンと座れます。不慣れであれば、まずは両手を前上方に振り上げながらコツをつかみます。

四股立ちや四股踏みと同じように、立ち座り*という(動)作法も「礼に始まり礼に終わる」という作法の応用です。

ご自分のこれまでの立ち座り動作を思い出してみてください。

もしその時、膝に手をついて「よっこらしょ」であったり、腰が動き始める前に頭が動いていたり――するならば、もうすでに、膝や腰を痛めているかもしれませんし、あるいはいずれ膝や腰を痛めることになるでしょう。

*立ち座りの動作法

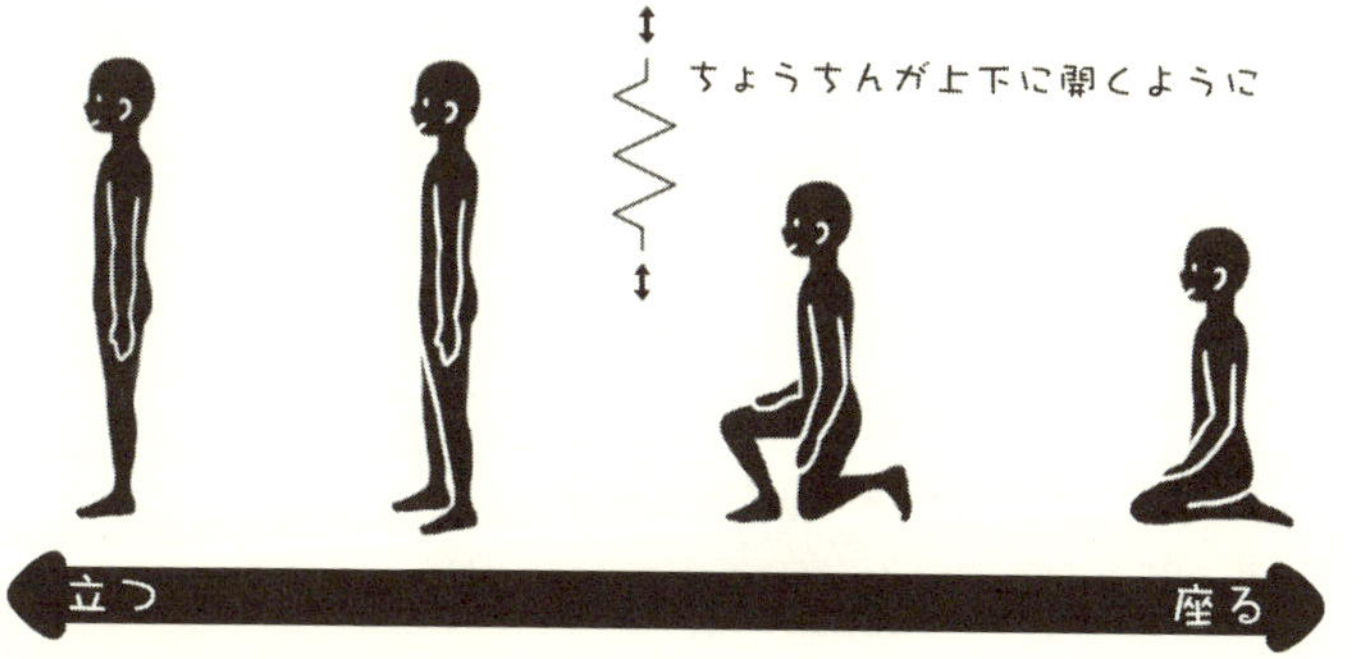
ちょうちんが上下に開くように
立つ
座る

# 36 歩き

## 運動能力を飛躍的に高め、所作を美しくする「腰歩《ようほ》」

明治以前の日本人は、ほぼ着物での生活でした。ですから、現代人のように手足を大きく振って歩くわけにはいきません。そうして歩くと、すぐにも着くずれをおこし、裾がはだけてしまいます。

ところが当時の方々は、着くずれもおこさずに、それでいて現代人よりもうまく、強く、早く、美しく、そして安定して歩いていたようです。

この謎をとく鍵が「すり足」*と「腰歩《ようほ》」*です。

「すり足」とは、その名のとおり地面を擦るようにしての足運びですが、たんに足の裏を地面にすりつけているわけではありません。

足の裏を地面にすりつけて歩こうとすると、地面との摩擦が大きくなり、うまく前に進むことはできません。

「すり足」と呼ばれているので誤解されがちなのですが、「すり足」は足

＊**すり足**
踵をあげずに、薄紙の上を進む感覚。

＊**腰歩**
公的に知られた名称ではありません。姿斉での呼称です。

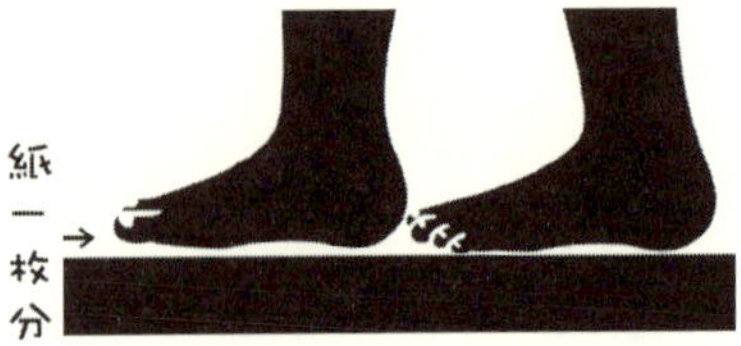

を地面に強くこすりつけて歩くのではなく、逆に薄紙一枚分ほど、足裏が地面から浮いたような感覚で進みます。ただしこの場合、足ではなく、腰*という人体の要を使いこなさなければなりません。

要領は、両方の股関節を結ぶ仮想線とその線上にある丹田《たんでん》とよばれる立位体重心点を、脚よりも先にうまく前後に動かすことです。

この時、腹部が左右交互に動いて、まるでお腹が縦に割れたように感じられるところから、個人的には「肚《はら》を割る動き」とも呼んでいます。

肚を割って歩く腰歩は、肚を割らずに歩いている人々にとって一見奇妙に映ることでしょう。しかし、すべての動きの基盤となる腰使いを身につけるのに、これほど優れたものはありません。

腰歩を習得することで、運動能力は確実に高まり、カラダ／ココロの故障が起こりにくくなります。

実際に「腰歩」と「すり足」を身につけた多くのプロ競輪選手が、彼らの職業病とも言える腰痛を自分自身で解消し、成績をあげています。

**＊腰《こし》**
古人たちの伝える腰とは、今でいう腰（椎）ではなく、両方の股関節をむすぶ仮想線とその中心にある立位体重心点（いわゆる下丹田）を示しているようです。

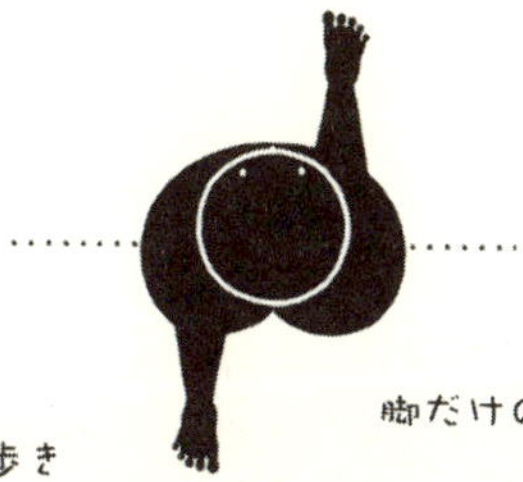

脚だけの歩き

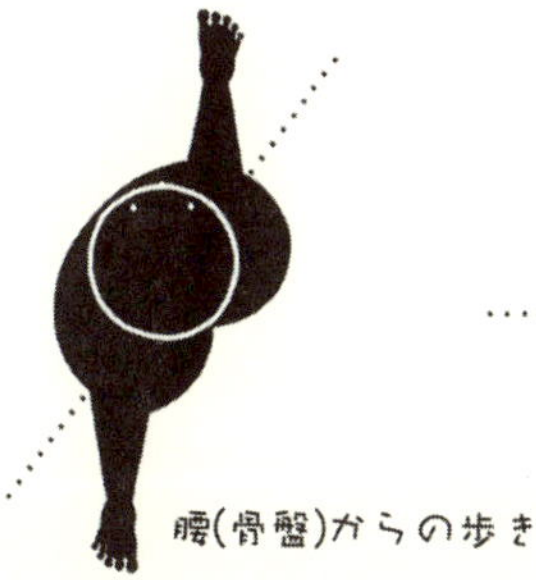

腰(骨盤)からの歩き

コラム⑧

# 躾・体育・スポーツ

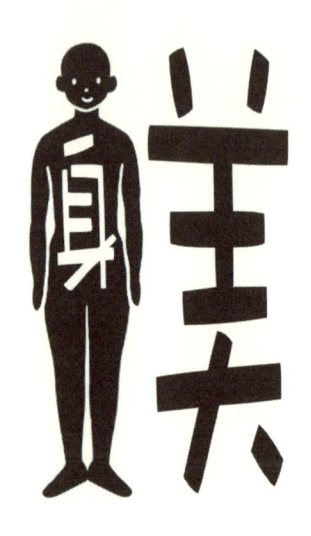

身を美しくと書いて「躾（しつけ）」です。
体を育てると書いて「体育」です。

自身による大小便のあと始末に始まり、お辞儀・歩き、所作（しょさ）などの立ち居ふるまい —— などといった、身心の手入れや使い方を「躾」として身につけます。これを基盤として、その後に生活に必要な体力を「体育」として育んでいきます。技術やルールの習得に重きをおくスポーツとの違いがここにあります。

スポーツを楽しく怪我なくうまく行なう、健やかなカラダ／ココロづくりをめざす、その基盤は「躾」、そして「体育」にあります。

# 十章　姿斉《しさい》＊の特徴

＊姿《し》
姿とは三つのシン
身[body]
心[mind]
真[spirit]――の
構えやようす。

＊斉《さい》
斉とは三つのシン
身[body]
心[mind]
真[spirit]――を
加減よくととのえること。

# 37 だれでも

## くつろぎと活動のバランスを図るだけ

姿斉《しさい》は、指組み、腕組み、脚組み、横すわり、背伸びといった、世界中のだれもが生まれながらに身につけている「くつろぎ反応（活動反応）」を応用／活用していくだけの動きです。

子どもから大人まで、病気の人から健康な人まで、セラピストからドクターまで、アスリートから武道家まで、トレーナーからインストラクターまで、貧乏人から金持ちまで、怠惰な人から几帳面な人まで、喫煙者から大酒飲みまで、頭のさえない人からさえている人まで、美しい人からそうでないと思いこんでいる人まで、日本中の人から世界中の人まで、そして、よほど特別のことがない限り、その人の年齢、性別、病歴、容姿、職業、地位、性格、経歴、宗教、国籍などを問わず、だれでもが気軽に始めることができる方法です。

それでいて、試みた多くの方々が驚いたり感心するほどに、高い効果がもたらされます。

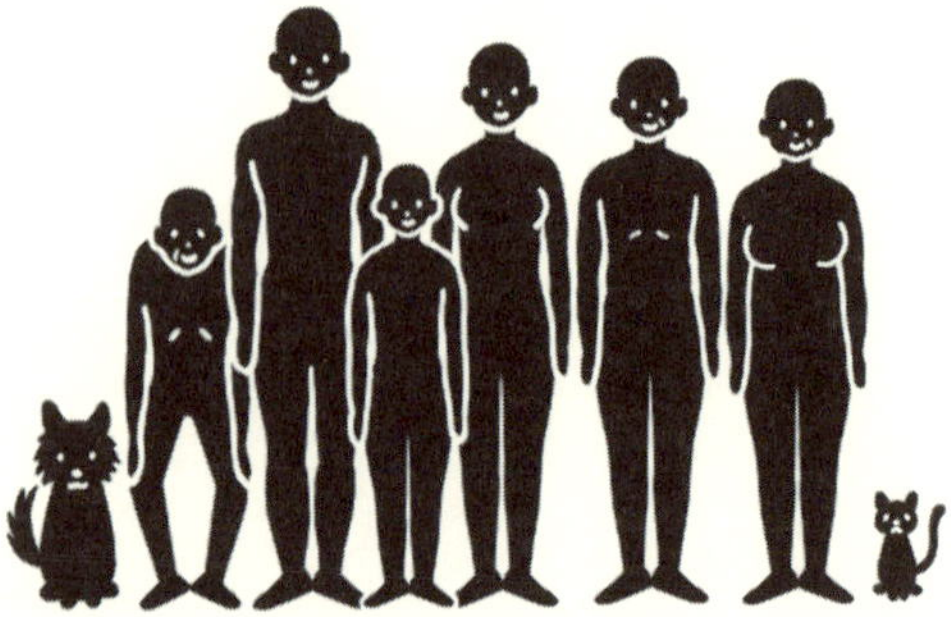

# 38 かんたん
## しぐさや動きぐせ*を応用していくだけ

指組み、腕組み、脚組み、横すわり、あぐら、入眠姿勢、などといった、世界中のだれもが生まれながらに備えているくつろぎ反応（活動反応）を応用したり活用したりするために、複雑で難解な知識や、崇高そうな教養などを身につける必要はありません。

ただ淡々と、日々自然を観じながら、そして自分を深く感じながら、無理や無駄をやめて、心地よく暮らしていくだけです。

そして、その中で頻繁に現れる何気ないしぐさや動きぐせを応用／活用し、痛みの生じない側、動きやすい側、柔らかく感じる側、しっくりとくる側などに、動いていくのです。

たったこれだけのことで、おのずと姿勢は斉い、カラダ／ココロは元気になります。

＊さまざまな何気ないしぐさや動きぐせ

・何気ないしぐさや動き
指組み、腕組み、横すわり、貧乏ゆすり、寝ぐせなど。

・何気ない日常生活での動き
荷物の持ち方、担ぎ方、浴槽への出入り、席の位置の選び方など。

・痛みからのがれる姿勢
腰痛、寝ちがい、五十肩、内臓異常時など。

# 39 いつでもどこでも
## 時や場所をえらばない



人は、ほどよく命を育むために、何気ないしぐさや動きぐせを四六時中発動させて、くつろいだり活動したりしながら、知らないうちに姿勢を斉えています。

目覚めている時から睡眠中にいたるまで、あおむけ、うつぶせ、椅子座位、立位、などといったあらゆる体位、知らないうちに行っているあらゆる動き、痛みを避けようとする逃避姿勢などなど、本当に「いつでも」「どこでも」です。

その「いつでも」「どこでも」に、あえて特別な時や場所を用意する必要はありません。

その場その時々、自分のうちから湧きでてくる「心地よいという感覚」をすなおに応じて、ここに意図的な思いを少しだけ加えて動いていくだけです。

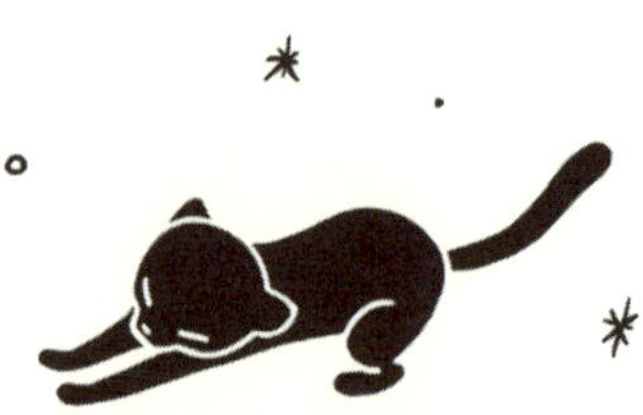

# 40 痛みなく

## 痛いこと、つらいこと、動きにくいことはしない

痛みや違和感のある動きは、姿勢をみだす――という姿斉《しさい》の考え方にしたがって、痛みや無理の生じる動きは行いません。

ですから、運動中に痛みが生じることはありません。

ただしです。

知識優先の身体感覚からぬけ切れない人には「痛い側、動きにくい側、硬い側には、動いてはいけない」といくら伝えても、やはり、その方向に動いてしまいます。また、ハードな訓練を積み重ねてきたアスリートの中には、「痛気持ちよい」という痛いか気持ちよいか判断しかねるといった感覚で、ゴシゴシと無理に動かさないと気がすまないという人もいます。

しかしこれでは、いつまでたっても、問題はうまく改善されません。

痛みが「痛まない動きをしろ」という自然からの警告であり、ブレーキであり、赤信号であり、命の守護神であることにお気づきください。

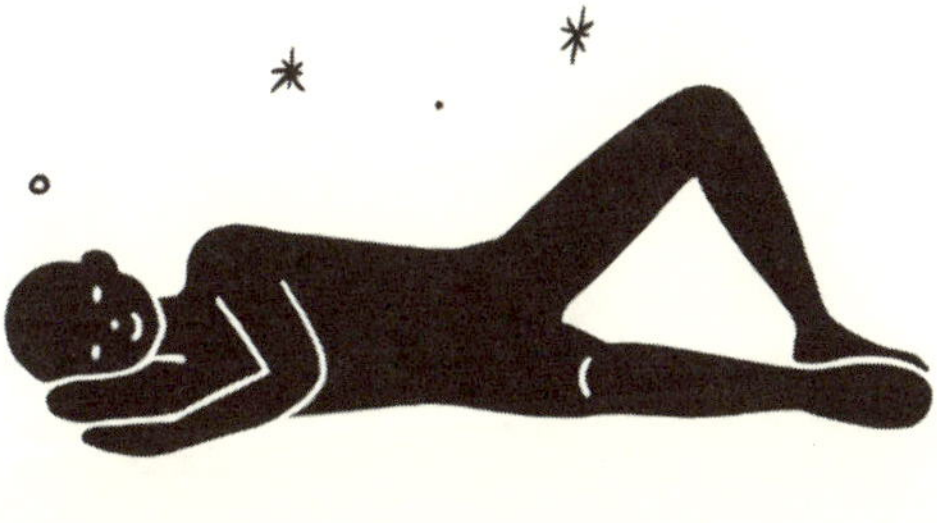

## ◆「痛みから逃れろ」と伝えた先達方*

そもそも痛みから逃れるのは、感覚をたよりに命をつなぐ私たち人間にとって、最も重要な行為に違いありません。「痛み」の延長線上には、確かな「死」が待ちうけているからです。

しかし、私たち人間は、時としてこのような大事なことを忘れてしまいます。

動物としては変り種の人間の浅知恵を危惧し、「痛みから逃れろ」との警告を重ねていた方々がおられます。それが『正體術』の創始者である高橋金作氏・高橋迪雄氏や、そこで学ばれたという『操体法』の創始者の橋本敬三氏などです。

慧眼ひらかれた先達諸氏に心から敬意を表します。

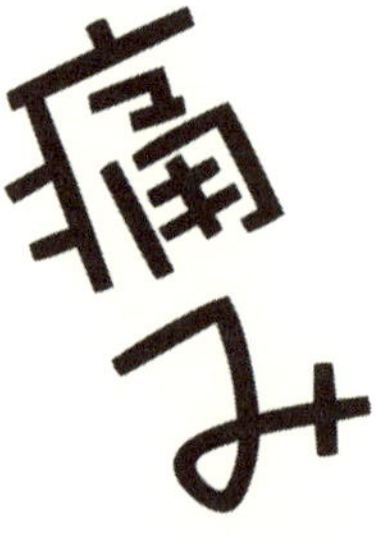

ところで、「痛みから逃れる」については、もちろん諸氏の考えに同感なのですが、その対応についての私見は少々異なります。

『正體術』の一技法や『操体法』では、痛みの生じない方向に動いたその終動局面において、ストンと急速脱力を行うというのですが、生体のしくみに従うならば、あえてこのストンは避けるべきであると考えます。

急速に脱力することで、姿勢のあり方を左右する筋肉（骨格筋）に伸長反射（伸ばされると縮もうとする骨格筋の特性のひとつ）が生じてしまいます*。もしもこの反射が強く生じると、姿勢がみだれる側で固定化されてしまうことになります。そうなると、痛みの改善は不完全なものとなり、再発を招く可能性を残します。

くわえて、ストンと力を抜くことでは、斉えられた姿勢をうまく維持するために必要な「筋力」を養うことができません。

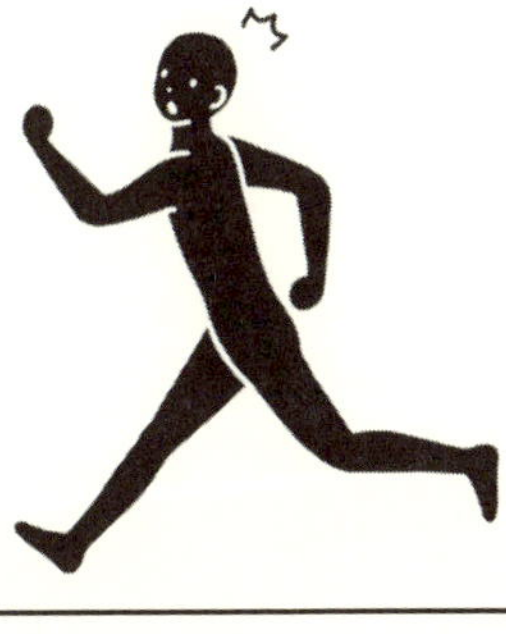

*急速に脱力した時、不意に何かにぶつかると、その時の刺激の強さによっては屈筋反射（筋肉が縮もうとする反射）が生じる場合もあります。

*参考図書
『正體術矯正法』
高橋迪雄著　谷口書店刊
『操体法の実際』
茂貫雅嵩著　橋本敬三監修　農文協刊
『生体の歪みを正す』
橋本敬三著　創元社刊

# 41 ひとりでも大勢でも

## 大勢がいっしょに動いても、最後はだれもが最適を得る

自分自身で、自分の身体《からだ》の同一部位を左右対称に動かしてみると、

①　右が動きやすい（右が痛まない）
②　左が動きやすい（左が痛まない）
③　左右ともに動きやすい（左右ともに痛まない）
④　左右ともに動きにくい（左右ともに痛い）

という四種の感覚のいずれかが生じるはずです。

この四種の中から、各自が一番心地よいと感じる動きを何種類か積み上げていくと、ひとり／大勢にかかわりなく、いつのまにか結果的に、誰もが自分自身に一番最適な動きのパターンを組み立てることができます。

たとえばひとつめの動きを、「Aさんは右に動くこと（右側を動かすこと）が心地よい」*「Bさんは左」「Cさんは左右ともに感覚差はなく、両側ともに問題なく動ける」「Dさんは左右ともに問題あり」*とします。

そして、ふたつめの動きは、「Aさんは左右ともに変化なし」「Bさんは左右ともにダメ」「Cさんは右」「Dさんは左」、第三の動きは　～　というように、自分自身が心地よいと感じられる動きを積み上げていくことで、各自に最適な動きのパターンが、自動的に組み立てられていくことになります。

＊「心地よい」の感覚
動きやすい、痛くない、柔らかい、しっくりくる —— などというような違和感のない感覚。

＊「問題あり」の感覚
動きにくい、動かすと痛む、硬い、しっくりこない —— などというような違和感のある感覚。



| | Aさん | | Bさん | | Cさん | | Dさん | |
|---|---|---|---|---|---|---|---|---|
| 動き | 右 | 左 | 右 | 左 | 右 | 左 | 右 | 左 |
| 1 | × | ○ | ○ | × | ○ | ○ | × | × |
| 2 | ○ | ○ | × | × | × | ○ | ○ | × |
| 3 | ○ | ○ | × | × | × | ○ | ○ | × |
| 4 | ○ | ○ | ○ | × | × | ○ | ○ | × |
| 5 | ○ | ○ | ○ | × | × | ○ | ○ | × |
| ⋮ | ⋮ | | ⋮ | | ⋮ | | ⋮ | |
| 結果 | 最適 | | 最適 | | 最適 | | 最適 | |

各自に最適な動きのパターンが現れる

# 42 それぞれの個性に応じる

## さまざまな各自の姿勢のみだれが、各自に最適に斉う

姿斉《しさい》には、原則的にある特定の問題に対する決まった対処法や一日何回といった、紋切り型でマニュアルめいた指示は存在しません。

そのためか、「こんな簡単で曖昧なことでいいのか」と、はじめは誰もが疑念を抱くようです。

ところが、その後に現れる自己の身体改善の結果を目のあたりにするころには、自然の偉大さと、長い間おき去りにしていた自分の能力のすごさに、あらためて驚いたりします。

そして、いったん自然のリズムやルールをのみこむと、誰もが、紋切り型やマニュアル式の非自然さに気づくと同時に、皆がバラバラに動き、そして最適を得ることの当たり前さを認めるようになります。

仮に、20種の姿斉の動きを行ったとすると、その結果、じつに1兆1千億以上（4の20乗＝約1兆1千億組）の運動パターンが生み出されることになります。

たった20種の姿斉の動きを組み合わせていくだけでも、およそ地球人口の170倍の最適をカバーできます。

それを30種、40種と積み重ねていくと、最適パターンは無限的に広がります。

各人が自分自身で固有に感じた「くつろぎ反応（反転すると活動反応）」を応用した姿斉は、誰ひとりとして同じ動きのパターンになることはありません。

しかし結果的に各自が最適を得ることができます。

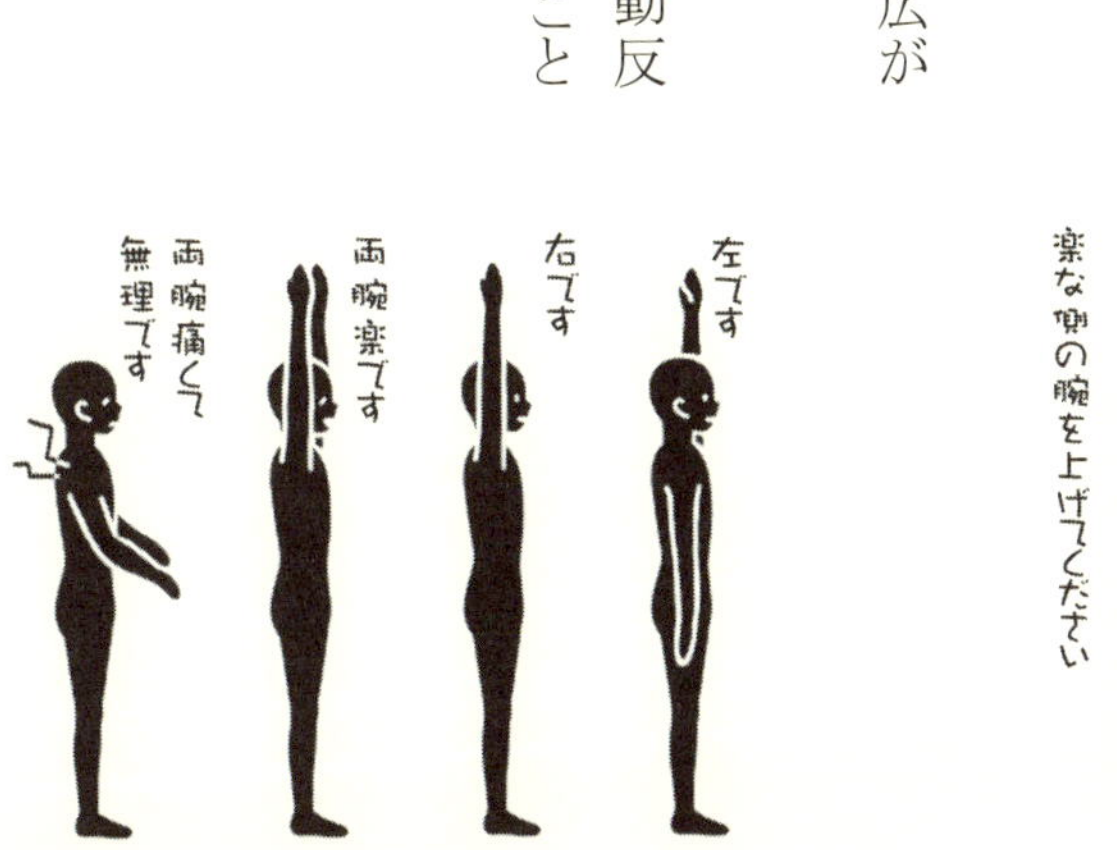
楽な側の腕を上げてください
左です
右です
両腕楽です
両腕痛くて無理です

# 43 矯正（強制）しない

## ワタシのことはワタシが一番確かに感じている

アナタ（客体）からワタシ（主体）に行われる行為（指導、治療など）において、ワタシとアナタ（たとえば医者と患者／先生と生徒など）との間には、大なり小なりの感覚的ズレが横たわっています。

その感覚差が適度な範囲内であれば問題はありません。

しかし、互いの感覚は常に流動的で曖昧であるため、すれ違い続け、時にワタシとは明らかに違うアナタの感覚から生じる思惑で、ワタシは矯正（強制）され、時に傷つき、時に崩れます（時に救われもします）。

ところが、ワタシの感覚がワタシを守ろうとする精度は、絶対とはいえないまでも、アナタの感覚や知識をはるかに上まわります。

ワタシは、自分自身がいつトイレに行きたいのか、今、何を食べたいか、今、眠いか眠くないか、といったカラダ／ココロの要望を、ほぼ正確に感じとり、命を守り育んでいます。

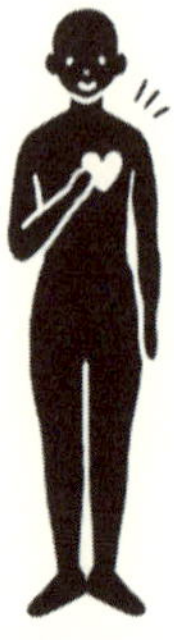

# 44 効果が高く濃く長い

## ゆるみとしまりが加減よい配分でもたらされる

400種700個ほどに分類された筋肉は、その時々の必要に応じて、伸びる、縮む、伸びも縮みもしないという三種の態をみせながら、睡眠中はもちろんのこと、一生涯変化し続け、ゆらいでいます。

そのような筋肉の、どこをどのように伸ばし、どのように縮め(鍛え)、どのように使えば姿勢や体調は保たれるかといった確かな答えを、瞬時に、そして正確に感じとれるのは、世界の中で自分(ワタシ)だけです。

ひとは自分自身で、コンピューターでも解けないこのような難問を、いつでもどこでも簡単に片付けています。1歳にもなれば、誰もが何の指示もないままに、筋肉のゆるみとしまりの加減をはかりながら、痛みから逃れ、心地よさに身をゆだね、ひとりで歩き始めます。

姿斉は、そんな自然が奏でる当たり前のリズムやルールに便乗し、つながりと加減のバランスを図りながら動いていく方法です。そこに何ら特別なものはありませんが、だからこそ高く濃く長い効果が保たれます。

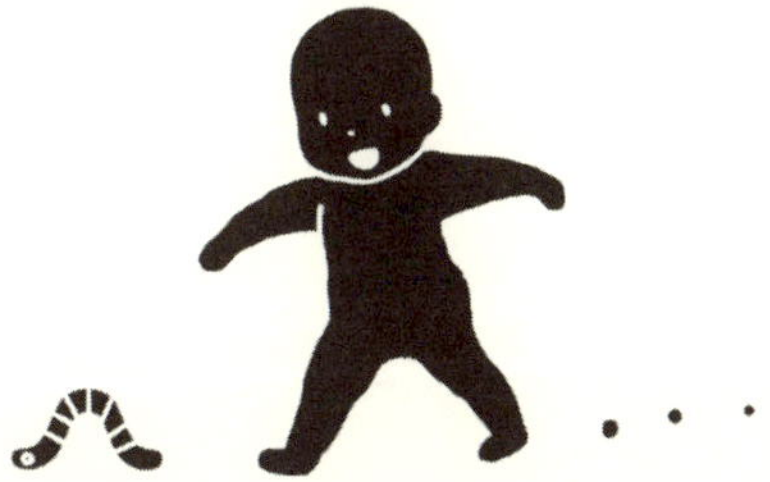

# 45 手間と金、ほぼかからず

## 効果と持続力が高いわりには超省エネ系

姿斉《しさい》は、何気ないしぐさや動きぐせといった、生きている人間であれば誰しもが生まれながらに備えているくつろぎ反応（活動反応）の応用であり、そこらじゅうに溢れている自然のリズムやルールに、うまく付き合っていくだけの方法です。

ですから、自然にあらがわず、すなおに動いていく心がまえさえできていれば、たいそうな手間や金をほぼかけずに、いつでもどこでも行うことができます。

必要なものといえば、人ひとりが動ける空間と、この本代と、そして自然と自分とがいつもつながっていることへの気づきくらいのところです。

しかし、それさえも、いったん腑に落としさえすれば、あとは自然がなんとかしてくれます。

「払う金と効果は比例」というようなばかげた幻想は、ひとまずどこかに置いておきましょう。

そして、自身のカラダ／ココロの奥底から湧きあがる身体感覚にすなおにしたがい、痛むところや硬く感じるところを動かさず、心地よく動いていくのです。これでおのずと、伸ばすべき筋肉は伸び、縮むべき筋肉は縮んで、姿勢は無理なく斉います。

大きなお金をかけたい人や、特別な道具に浸りたい方は別として、もしそうでないのなら、特別に構えることや、お金に頼るような考え方を少しあらためてみましょう。

あとは、風呂の中でもトイレの中でも、電車の中でも飛行機の中でも、あるいは勉強しながらでも寝ながらでも、思いたったときに、その場で姿斉してみるのです。

そうこうしているうちに、たいそうな手間やお金がかからない理由が、実感できるはずです。

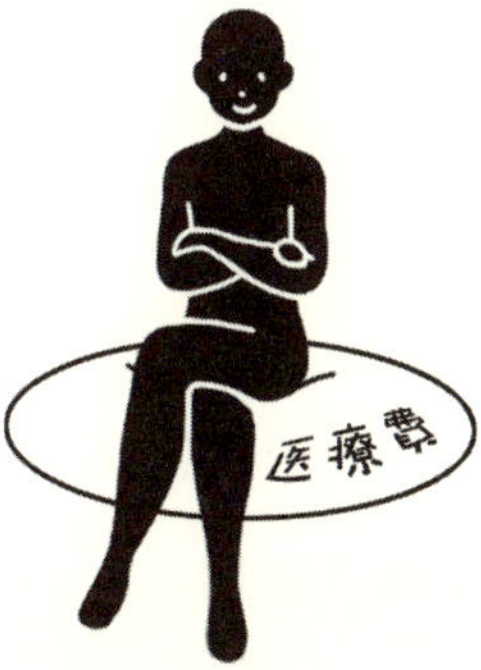

コラム⑨

# 家と姿勢の相似性

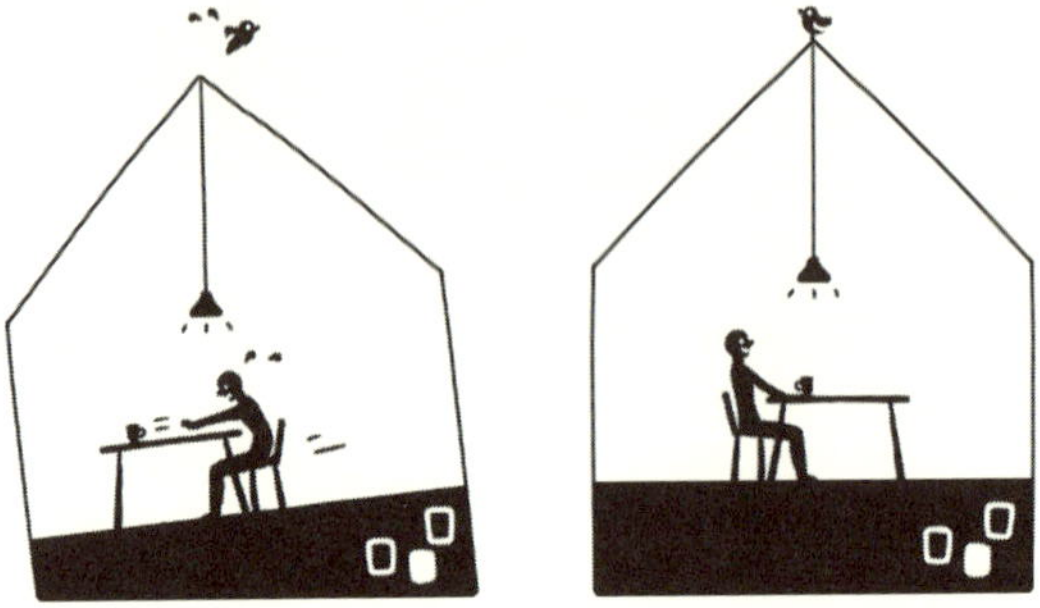

家の基礎（姿勢）が傾いていたり脆弱であると、その中に納まる建具や家具（内臓）は安定せず、水や電気（血液や神経）の流れは滞ります。

逆に基礎（姿勢）をしっかり斉えておくと、建具も家具（内臓）も偏りなく安定し、水や電気（血液や神経）は滞ることなくスムースに流れます。

ただし、これで万全というわけにもいきません。

家に収まる建具や家具（内臓）、水や電気（血液や神経）そのものや、家屋周辺の環境などの手入れも日々行うことが大事です。

人体も家と同じように、基礎となる姿勢を斉えるだけでは十分とはいえません。

毎日の食事や排泄、睡眠や活動、身のまわりの環境、日ごろ見聞きする情報などの選択にも心配りしましょう。

# 十一章　姿然《しぜん》＊なカラダ／ココロ

＊姿然（しぜん）
自然と自分との
加減よい
つながりの姿

# 46 カラダ／ココロの言葉

## 日本語の中のカラダ／ココロ



「姿」という言葉の意味を辞書で調べてみますと、「体つきや身なりなど、形あるものの全体的な外見や様子」とあります。

また世間では、政治の姿とかココロの姿などというように、その形や外見のみならず、内面的な働きをも含めて「姿」という文字を承知しているようです。

同じく、「浮き足立つ」「右肩上がり」「胸を張る」「うなだれる」「身を引く」「腰を入れる」「腰が引ける」「肩を怒らせる」「肩ひじを張る」「手の内をみせる」「手のひらを返す」などなど、日本語には、カラダとココロのつながりを表現する数多くの言葉が見られます。

たぶん知らないだけで、諸外国にも似たような言葉があるとは思います。それにしても、「姿」のありようを示す日本語が数多くあることに、今さらながらに驚かされます。

**＊カラダ／ココロの言葉**

・身心一如＝カラダとココロはひとつ
・身を乗りだす＝積極的になる
・腰を入れる＝本気になる
・腰が抜ける＝おどろく／気力を失う
・浮き足立つ＝あわてる
・手の内をみせる＝心の内をあかす
・手のひらを返す＝心がわりする
・手に汗にぎる＝興奮する
・肩肘をはる＝いばる／緊張する
・肩を怒らせる＝怒る
・肩を落とす＝落胆する
・右肩あがり＝勢いがある
・項(うな)だれる＝消沈する
……その他いっぱい

＊参考図書『広辞苑』

# 47 かっこいいカラダ／ココロ

## 自分（ワタシ）の中の格好《かっこう》よさ／恰好《かっこう》よさ

カッコイイは、「格好よい」「恰好よい」と書きます。カッコイイ人は、骨格（格）の構えが好ましく、心合わせ（恰）も好ましいというわけです。

このような話は、へたな知識を身にまとう大人より、感性豊かな子どもたちのほうが深く心得ています。

喜劇役者と武士の歩き方を比べ、後者にカッコよさを感じています。

草野球のおじさんとプロ野球選手のバットの振りをくらべ、後者にあこがれます。自分（ワタシ）の気持ちに合う人を好きになり、合わない人を嫌いになります。ここに、知識やうんちくは必要ありません。

生来の自分（ワタシ）は、どのように構え、どのように立ちまわり、どのような心持ちでいれば、快適に生きられるかを本能的に感じています。

これを押しつぶすのが痴識《ちしき》や痴恵《ちえ》です。

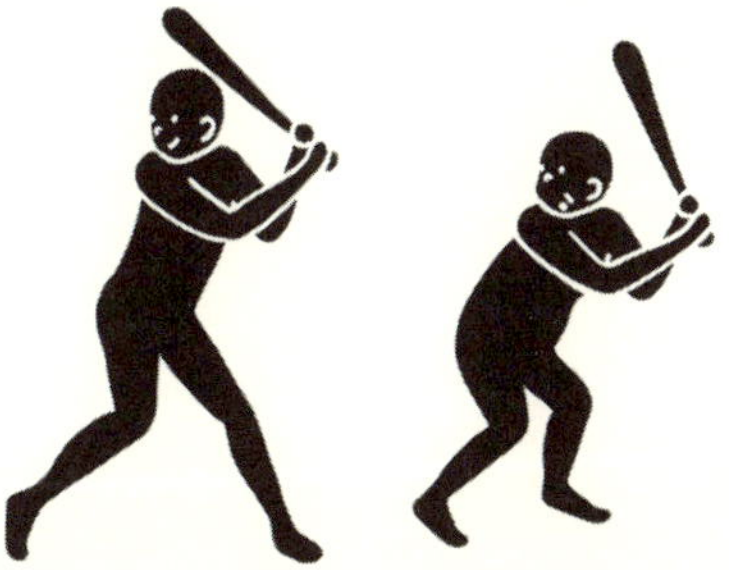

# 48 コリとハリのあるカラダ／ココロ

## コリとハリは対極の現象です

コリは「凝り」と書きます。ハリは「張り」と書きます。
こうして並べてみると一目瞭然です。
いにしえの人々は、コリとは「堅く縮んだ筋肉や皮膚の異常感覚、その状態」、ハリとは「強くひき伸ばされた筋肉や皮膚の異常感覚、その状態」とし、双方あわせて緊張（緊＋張）——と、おしゃれに表現されています。ですから、コリ（緊）は伸ばし緩め、ハリ（張）は、縮め弛めるのが自然です。*

ところが専門家をふくめた多くの自分（ワタシ）は、いつのまにやら「コリ／ハリ」「緊／張」といった表裏一対の言葉の真意を見失い、感覚をとりちがえ、ストレッチングやヨーガのポーズなどでハリをさらに伸ばしたり、ウエイトトレーニングなどでコリをさらに縮めたりして、わざわざカラダ／ココロのバランスを崩しています。

*緊／張、緩／弛

**緊**（糸が絡まり縮んだ様子）⇔ **緩**（縮んだ糸がほぐれた様子）

**張**（弦が強く伸ばされた様子）⇔ **弛**（伸びた弦がゆるむ様子）

緊張も、弛緩も、緊張と弛緩も、すべてが対句となっています。

# 自然に姿勢が斉えば、自動的に緊張が消える

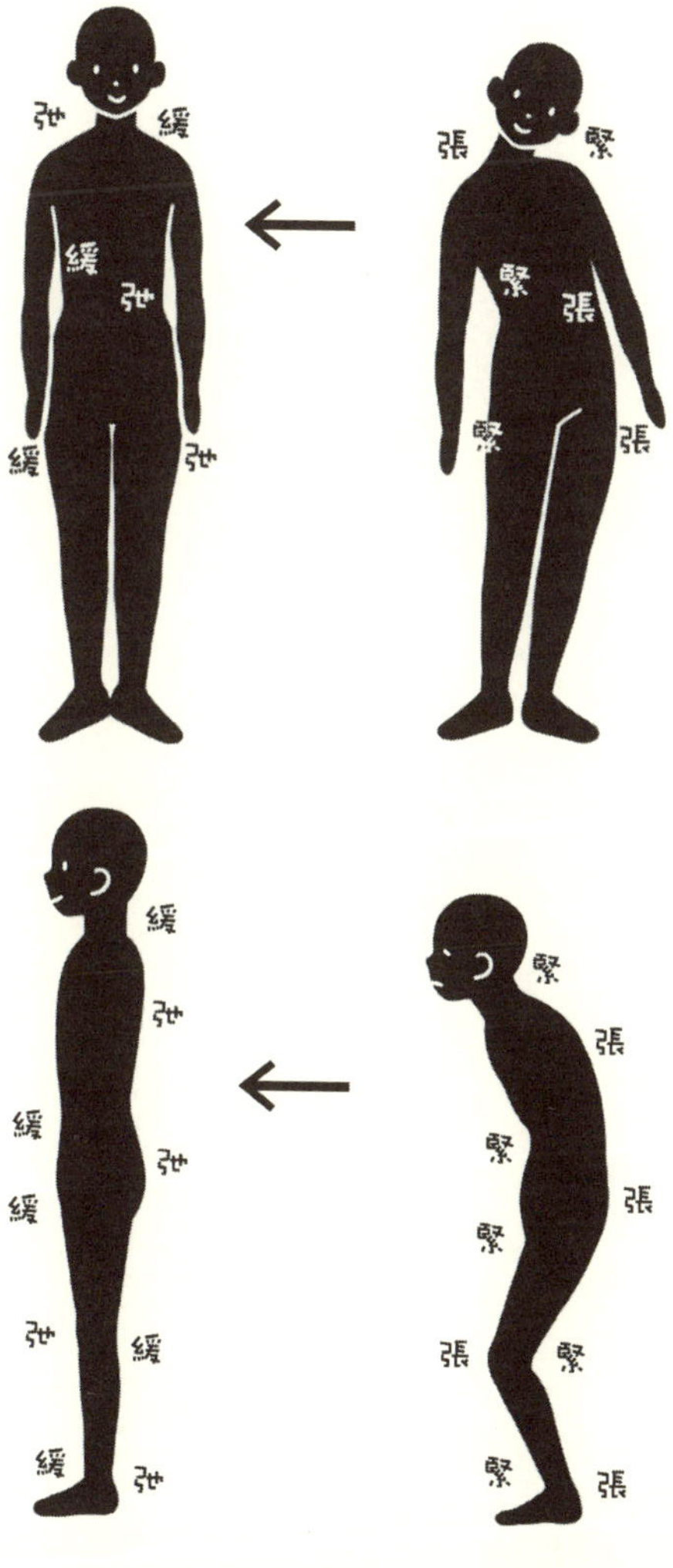

# 49 ストレッチングで痛めるカラダ／ココロ

## 伸びるだけなどありえません

コリとハリ、緊と張などの本質に気づかないままに、多くの自分（ワタシ）が健康によいと信じて、盛んにストレッチングを行っています。健康管理者やトレーナーや各種インストラクターの方々の多くも、ストレッチングの重要性を力説／奨励されているようです。

ですが、それは本当でしょうか。

ストレッチングは、本来「伸ばす」とか「ゆるめる」という意味を持つのだそうです。ですが、そのストレッチングしているカラダをよく観察してみると、伸ばしているとする一部の筋肉の対称部や、他のあちらこちらで筋肉はしっかりと縮んでいます。要するにストレッチング＊とは、たんに「伸びている筋肉に意識をむけている状態」にすぎません。

命の営みにおいて、「伸ばすだけ」や「ゆるめるだけ」という、偏りの現象は起こりようがなく、カラダの一部が「伸びている」時には、他のどこ

**＊ストレッチングという偏り**

筋肉をストレッチングしようという意識のみに捉われてしまうと、ときに「伸びすぎた筋肉にブレーキをかけて、過剰な伸びをストップさせようとする感覚」を「硬くて伸びない」と誤って判断してしまい、本人／指導者共に気づかぬままにさらに伸ばすなど、体調を崩している方々を多くみてきました。

ストレッチングに限らず、また伝統技法／新技法に関らず、「このように動けば、このような病に効果がある」と断定的に言い放つものには、十分な注意が必要です。

かの部分がかならず「縮んで」います。あるいは「弛み」、「緩んで」います。さらには「伸びも縮みもない」「緩みも弛みもない」という平常の状態も存在します。

コリとハリを合わせて「緊張《きんちょう》」です。そのうちの「緊」がゆるめば「弛」、「張」がゆるめば「緩」となり、双方あわせて「弛緩《しかん》」です。

命は、二極とその中心を加えた三つのポイントの狭間を、振り子時計のように加減よくゆらぎながら育まれています。

ところが時として多くの自分（ワタシ）は、たまたま意識を向けているにすぎない現象だけに心うばわれ、それがあたかも独立して存在しているかのような、つながりを忘れた分断的な思考や判断におちいります。

ストレッチングのように、○○筋を伸ばす、といった身体の一部にスポットを当てた偏りの思考や方法をあまり過信しすぎるとカラダ／ココロは偏り滞り固まり、あるがままの命は、気づかぬままに枯れていきます。

またストレッチングに限らず、学びや相談にこられるヨーガ指導者やインストラクターの方々の多くが、命のしくみや緊張と弛緩の本質を理解しないままに、ご自身の体調を崩されています。

**＊筋肉の三態**

筋肉の活動には、その長さの変化から、①縮んでいる、②伸びも縮みもしていない、③伸びている、という三つの状態がみられます。

約400種700個あるという生体の筋肉（骨格筋）のどれもが、長短の変化を見せながら、常にこの三種の状態のはざまを加減よくゆらいでいます。そして一つの状態に偏り、滞り、固定されることを避けようとしています。

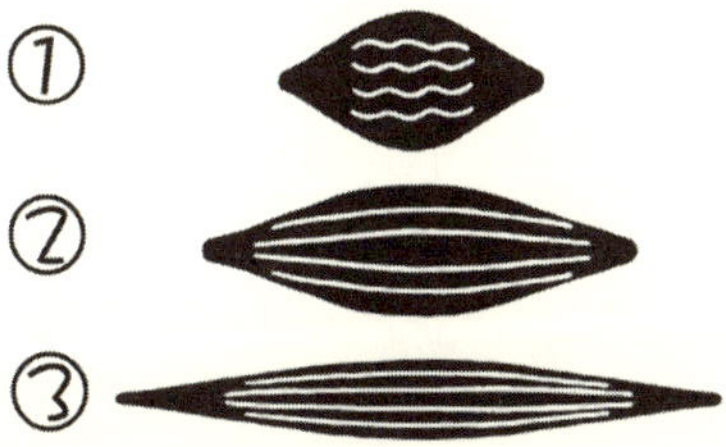

# 50 症と病をまぜこぜにするカラダ／ココロ

## 警報と結末のちがいに気づかない自分（ワタシ）

疒（やまいだれ）は、人が寝台に寝ているさまを示した象形文字だそうです。その疒の中に、正という文字を組み込むと「症」となります。*

悪寒や発熱、下痢や鼻水、だるさや痛みなどといったさまざまな症状は、命を育むために必要な生体の正しい反応であり、危険を知らせる赤信号であることを、いにしえの人々はどうやら気づいていたようです。

ところが残念なことに、現代に暮らす多くの人々が、古人の思いを読み違え、症を病と取り違え、これを無理にも追い出そうとしています。

各種の症状が出ている時には、あれこれ難しいことは考えず、素直にその「症」の指示に従い、症の伝えようとしている真意に気づくことです。

さまざまな症状は生体の正しい反応と気づいたにも関らず、無理にも追い出そうとするのは、おろかな行為です。

*参考図書
『漢和大字典』藤堂明保編　学習研究社

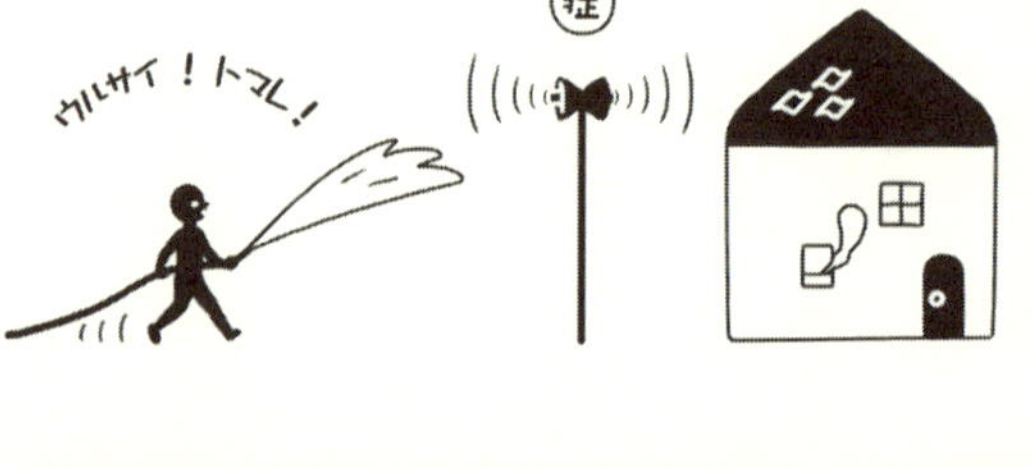

「症」が正しい反応であるという本質に気づけないまま、これを排除した末に行き着く先が、どうやら「疾」や「病」です。*

疾とは、「疒＋矢」。症という正しい警報を不用意に排除しようとしたことで、うかつにも「正」を「矢（まっすぐに進むの意）」へと変様させてしまったさまを表しています。その矢の向かう先が、手足が硬直して寝台に伏せた重篤な容態を示す「疒＋丙（病）」です。

症（警報〈カラダの正しい反応〉）→疾（警報を不用意に無視／攻撃／排除したことによる状態の悪化）→病（悩ましい末路）といった具合です。

症→疾→病の流れは、「反応期」→「抵抗期」→「疲弊期」の順に病が進行すると説明するストレス学説と重なります。しかし、わずか数十年ほど前に公認されたというこの学説にたよるまでもなく、症→疾→病の流れは、人間が生まれながらに感じてきたことであり、かれこれ数千年前に、文字として表されるほど当然／自然のことであったようです。

*症と疾と病

病（回復に時間がかかる）←疾（進行し始める）←症（正しい反応）

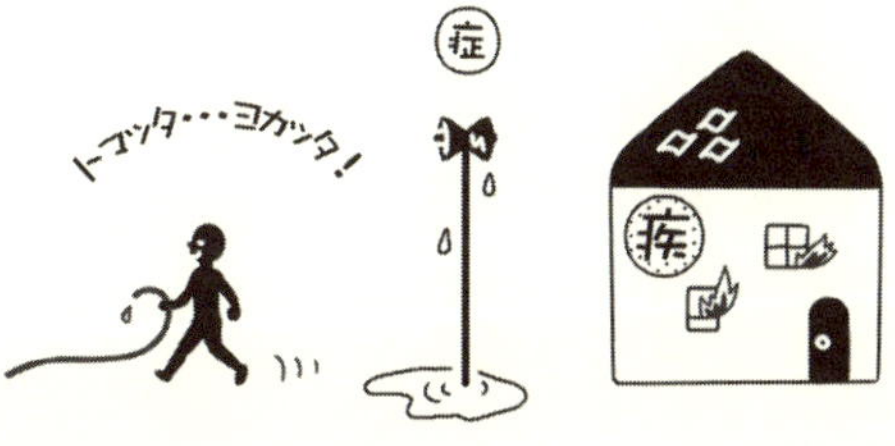

残念ながら多くの自分(ワタシ)は、この守護神ともいえる症をじゃま者あつかいし、すぐにも追い出そう、消しさろうとします。

確かに、そうすることによって警報としての症は、一時的に鳴り止み、静かになります。

しかし、警報が鳴り響いた本当の原因が消えたわけではありません。「警報を消し去る」「症を追いはらう」といった誤った判断を繰り返していると、気づいた時にはすでにおそく、症から疾へ、疾から病へと進行し、カラダ/ココロの本丸は大火に包まれて全焼です。

*症・疾・病のたとえ
症(疒+正)は、火事のサイレン
疾(疒+矢)は、被害の拡大化
病(疒+丙)は、全焼状態

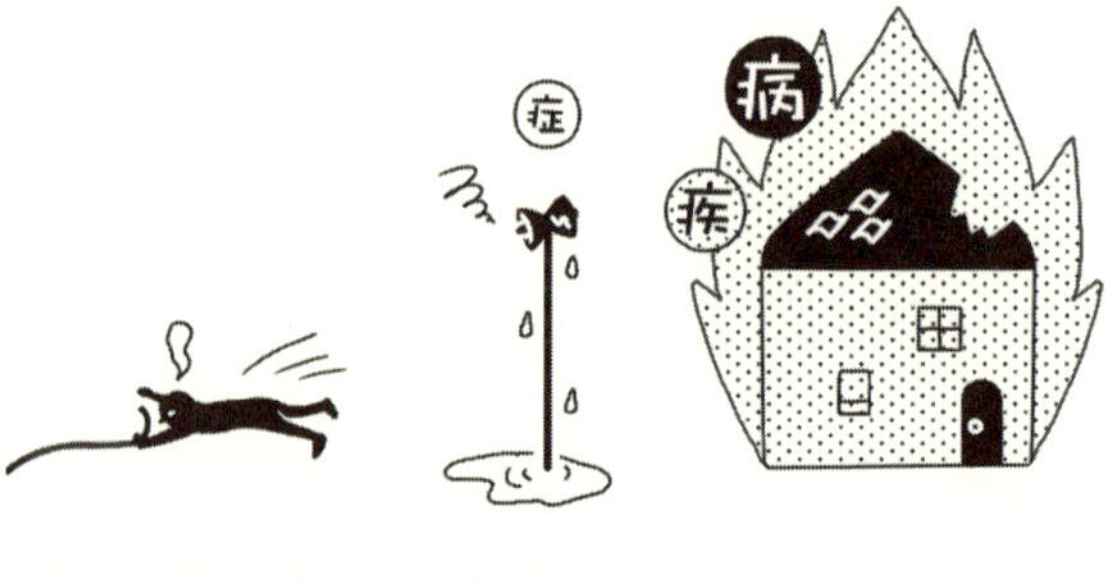

# 51 止《や》むカラダ 病《や》むココロ

## ゆらめく生、流れる命

人間は動物です。その動物は動くことで命をつないでいます。

寝ている時も、カラダの中の60兆の細胞は、うごめいています。

その動物がじっと止まってしまえば、カラダ／ココロが病むのも当然です。止めば病み、止まねば病まぬ、といったダジャレのような世界です。

ところで、内臓の中でガンにならないのは、止まずに死ぬまで動き続ける心臓と、その心臓から溢れでる血液を溜め込む脾臓だけといわれています。

ところが、その心臓も動きすぎれば、「もう動きたくない」ということで、病んだり、止んだりすることがあります。

何ごとも、過不足なくの加減が肝要です。過剰や過少が続くと、カラダ／ココロは、病み、已み、止んで、闇《やみ》の中へ、ドボンといきます。



病む ↔ 止む

# 52 間がだいじなカラダ／ココロ

## 「まぬけ」や「まじめ」を間《ま》ちがう自分（ワタシ）

人間のカラダには、骨と骨とをつなぐ関節が２５０箇所くらいあるそうです。それらの関節は、硬い骨どうしを連結させ、自由自在な動きを生みだし、静的にも動的にも、よりよい姿勢を保とうと汗だくです。

そんな関節の中でも、動く範囲の広い関節ほど、骨と骨とは密着せず、適度な距離をたもちながら、骨どうしが直接ぶつかりあって磨り減ることのないように工夫されています。

しかし、自然の働きのひとつである重力を敵にまわして下手なカラダ使いを長く続けていると、その工夫も、いつしか役に立たなくなります。たとえば膝のような大きくて丈夫な関節でも、下手なカラダ使いで、骨どうしの間隔が偏り、せばまり、ぶつかり、その結果、骨がすり減り、炎症をおこし、やがて変形していきます。

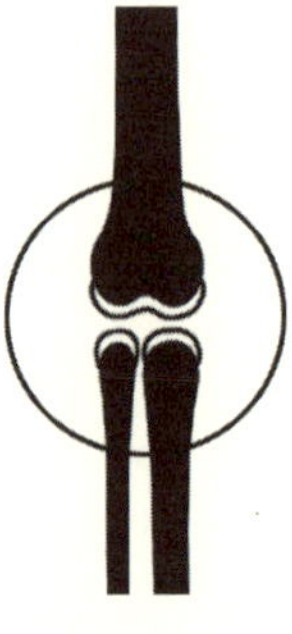

関節は適度な間を必要とする

すると、関節の潤滑や保護の役目を担う関節液がたまってくれて、変形しようとしている関節を守ろうとします。

ところが、あろうことか、多くの自分(ワタシ)は、「膝に水が溜まってしまった」と騒いで、この関節液という保護剤を抜いて捨て去ります。

やはり私たち人間は、サルを笑うサルなのでしょうか。


ところで、人どうしの付き合いは、関節のしくみにどこか似ています。

お互いに近づきすぎるとぶつかりあい傷つけあい、ココロをすり減らし、最後には怒りをともなって炎上し破壊します。逆に、間があきすぎて離れると、淋しくなって、ぐにゃぐにゃです。

おもしろいことに、間の加減の大切さを伝える言葉が、日本語に数多く見られます。近づきすぎたり密着しすぎている状態が「間締め(真面目)」、その間がなくなると「間抜け」、間がそろわないと「間に合わず」、間を読み違えると「間違い」。さらに、間が適度でないと「間が悪く」、その悪い間が最悪だと「悪魔(悪間)」です。「ま(間)、互いにそう興奮せずに」と間《あいだ》をとり持ってくれるのは、誤魔(間)化しのない仲間です。

**＊間締め、間抜け、間違い**
・間締め、間抜け、間違い
　←
・間に合わない
　←
・間が悪い
　←
・悪間(悪魔)

**＊その他の間**
・「床の間」
我が家の加減よい空間
・「間柄」
人と人との間の状態とその関係
・「世間」
間を図り合う人たちの集いの場
・「間一髪」
間が近すぎて、命危うし
・「間散(閑散)」
間が広がりすぎてまとまりなし
…などなど

# 53 カラダの内は外のココロ

## 内も外もずっとつながっています

自然の分化としてこの世に誕生した自分（ワタシ）は、毎秒毎分毎時毎日、酸素を吸い、二酸化炭素をはきだして、命をつないでいます。

一食、二食、三食と、日々なんらかの食物とよぶ他の命を体内に取りこみ、不要になったものを二便や汗として排泄するという生活を続けています。

そして、目や耳、鼻や舌、肌をつうじて、光や音、香りや味や肌合いといった感覚を受けて、自分の意《おも》いを重ねているのです。

空気や食物、光や音、香りや味や肌合いのみならず、重力、温度、湿度などといった、この地球（ほし）に内充する多くの自然要素が、自分にとりこまれ、自分のカラダ／ココロを形づくり、自分を養い、自分から抜け出てきます。

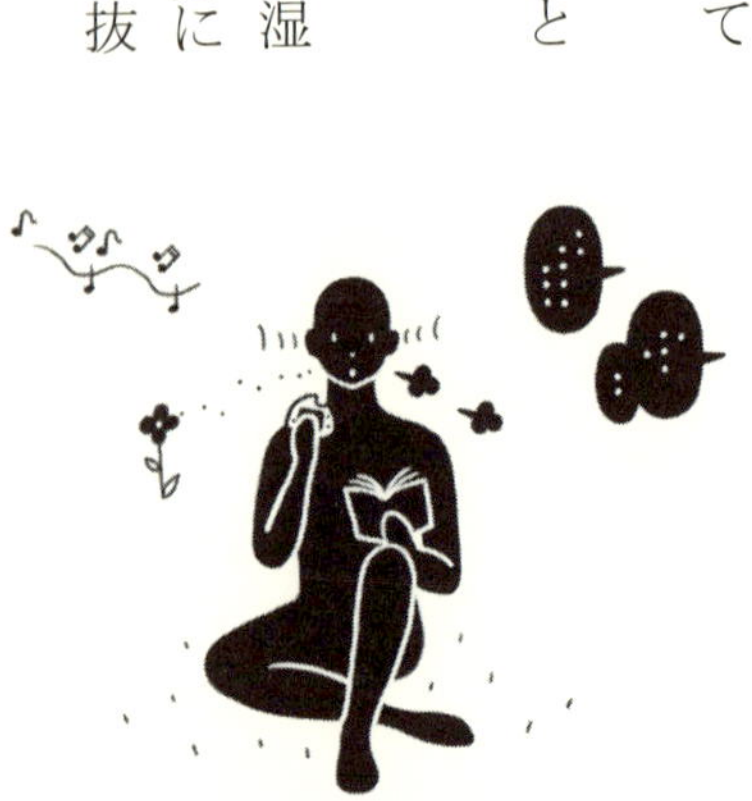

自分（ワタシ）にかぎらず、自分を生んでくれた父母や、それ以前に脈々とさかのぼるご先祖方も、同じように、さまざまな他の命や自然要素をとりこみ、自らの命を輝かせ、排泄し、外と成り、そして、今でも形をかえて、土の中や、空気の中や、どこかにあるかもしれない他の世界や、今生きている自分（ワタシ）のカラダ／ココロの中を漂っているようです。

さまざまな外側から成る自分（ワタシ）という内側は、環境や、家族や、憎んだ人や、喰った動物や、踏みつぶしてきた植物や、毎日ひねりだす大小便などのもろもろと、どこまでもつながりながら、形づくられ、育てられ、考え、動き、やがて再び、外側となるのでしょう。

なんだか小学生の頃に習ったような、簡単なことを、ずいぶんと長い間、忘れていました。



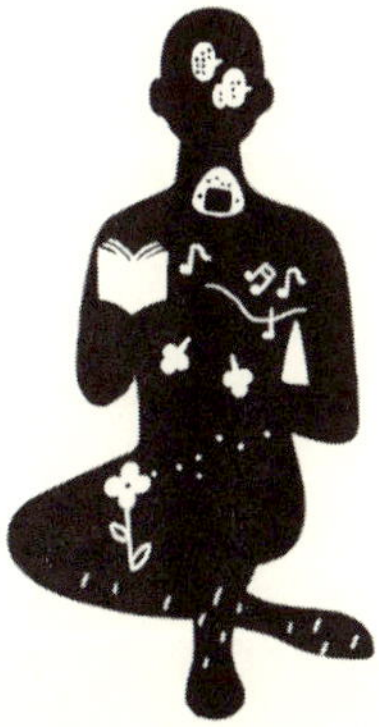

コラム⑩

# 身障者の方々に対する配慮

## 人にはそれぞれの、よい加減な動きがあり、思いがある

身体に障害のある方々は、一般的な体力や能力が比較的低いとされるものの、他の面で非常にすぐれた才能を多く持ちます。

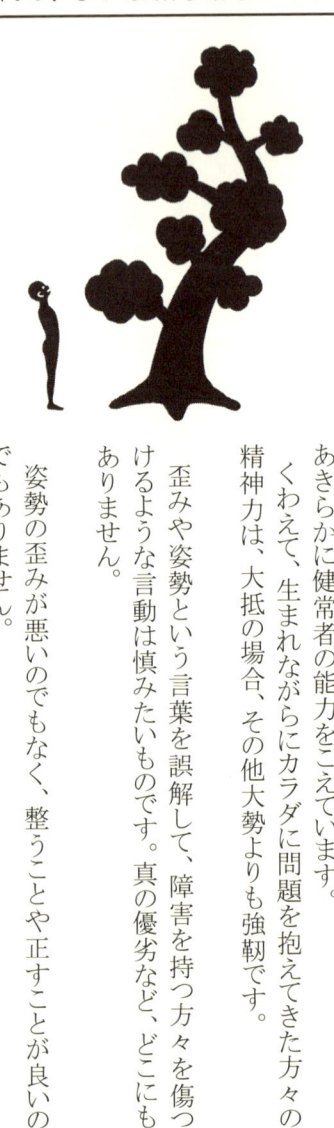

眼の見えない方の聴力や、耳の聞こえない方の触覚などは、あきらかに健常者の能力をこえています。

くわえて、生まれながらにカラダに問題を抱えてきた方々の精神力は、大抵の場合、その他大勢よりも強靭です。

歪みや姿勢という言葉を誤解して、障害を持つ方々を傷つけるような言動は慎みたいものです。真の優劣など、どこにもありません。

姿勢の歪みが悪いのでもなく、整うことや正すことが良いのでもありません。

生命は、歪(広がる正しさ)、整(束ねる正しさ)、正(歪と整との中間の正しさ)という三つの正のはざまを、偏ることなく、滞ることなく、固まることなく、加減よく、ただ淡々とゆらいでいるだけです。

# 十二章　素的《そてき》＊なココロ／カラダ

＊素的（そてき）
主（自然）
糸（つながり）
的（みたいな）

# 54 分らないココロ／カラダ

## わかりすぎて、迷い、悩む自分（ワタシ）

多くの自分（ワタシ）は、よく、「話せばわかる」とか、「あっ、わかった」とか、「どうしてワタシのことをわかってくれないの」などと口にします。はたして、日常だれもが頻繁に使っているこの「わかる」という言葉は、いったいどのような真意を持つのでしょう。

「わかる」は、「分る」「判る」「解る」「別る」と書きます。

これらの「わかる」を眺めていると、「わかる」とは、物事の意味や真意をつかんだ、という意味合いよりも、どちらかというと、ものごとを分解するという点にウエイトがおかれた言葉であることに気づきます。

確かに、何かを「わかった、わかった」と分解していくことによって、その何かを構成するものがくっきりと現れてはくるのですが、だからといって「わかる」イコール「答えを得た」——というわけではなさそうです。

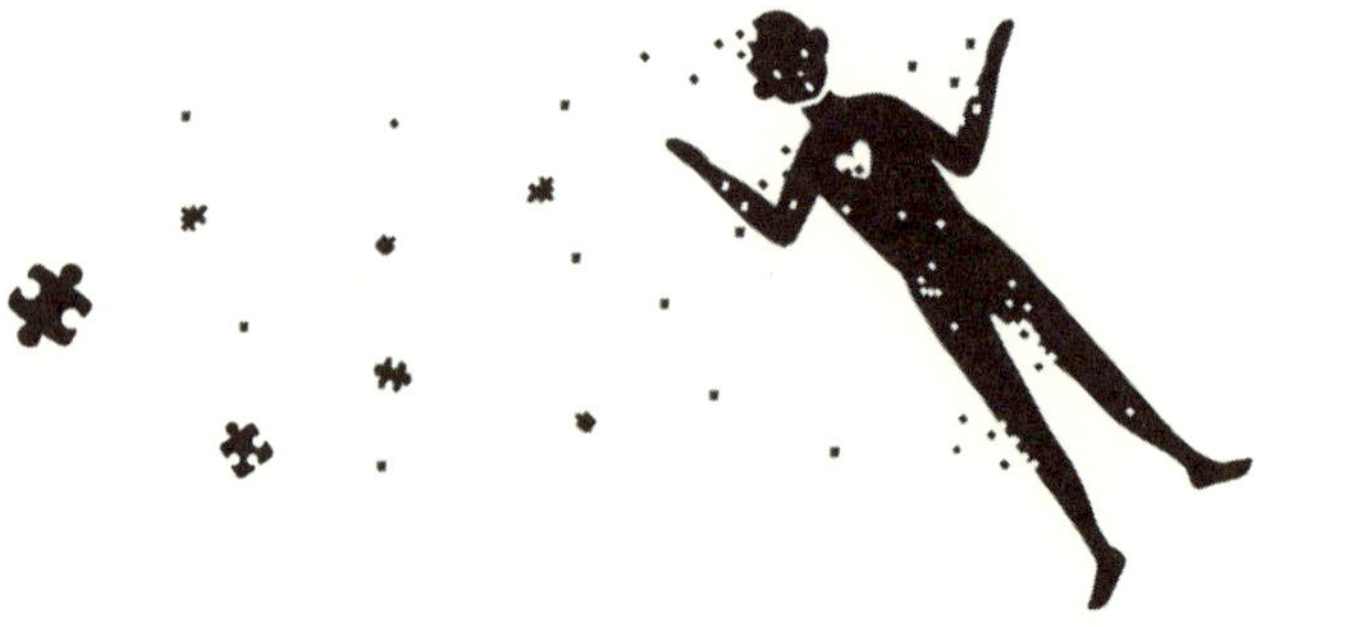

有史以来、人類の多くが、数え切れないほどに「わかった」と叫び続けてきたはずですが、子どもから「どうして人間は他の命を食べながら生きているの」といった問いかけにすらうまく答えられないままに、いまだに多くの何かをわかり続けようとしている私たちに、いったい何がわかっているのでしょう。

わからない（分解しない）が根っこであり全体である、わかるは枝葉であり部分である――と気づけたら、あとは「わからない」と悩んでいる自分（ワタシ）を笑っているくらいが適度です。

バラバラにされたジグソーパズルの一片をつかんで何が描かれているかわからないと悩むのも、人体を解剖しながら心がどこにも見つからないと嘆くのも、あるいは、ジグソーパズルの一片を手にして、すべてをつかんだつもりで誇るのも、切りとった脳や心臓を見て心はここにあります、と叫ぶのも、そのどれもが、どちらでもよいと思えば*どちらでもよいのでしょうが、わかるは分解、わからないは統合、くらいのことを承知しておいたほうが気楽です。



**＊おもい**

百円のものでも、高いと思う人には高く、安いと思う人には安い。

聖なる水と思う人には、どぶ水でも清いが、そう思わない人には、たんなるどぶ水。

砂漠の水は神にも等しいと思えるが、洪水の時の水は悪魔にも等しいと思える。

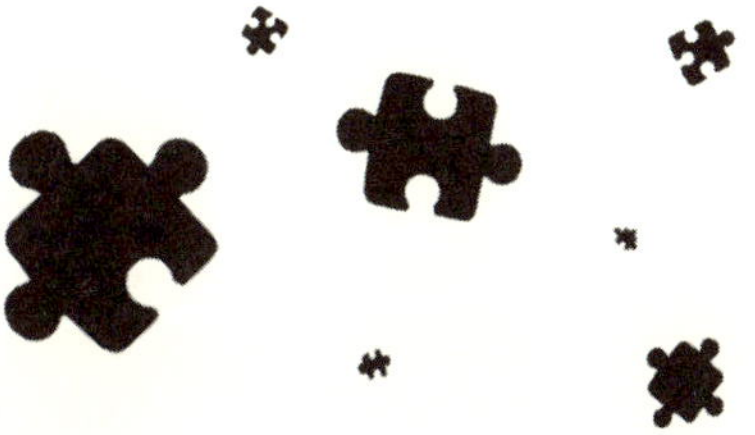

# 55 明らめるココロ／カラダ

## あきらめないと、探し物は見つけにくい

わかる（分る）作業というのは、荒野で見失ったものを、真夜中に懐中電灯の明かりを頼りに探している様子に似ています。

だれもが見失ったものを早く見つけだしたいのですが、狭い範囲しか照らすことのできない懐中電灯をたよりに、荒野の紛失物を見つけだすことは容易ではありません。

特別に急ぐ必要がなければ、ここはひとつ一眠りして、太陽が昇ってくるのを待つというのも一策です。

世が「あきらめるな」といって励むのも、小さな明かりをたよりに荒野で見失ったものを探す様子に重なります。

あきらめるは「明らめる（あきらかにする）」や「諦める（つまびらかにする＝真相をはっきりさせる）」と書きます。

このような道理を理解しないまま、明らめず、諦めずに励んでみても、探しものは、なかなか見つからないような気がします。

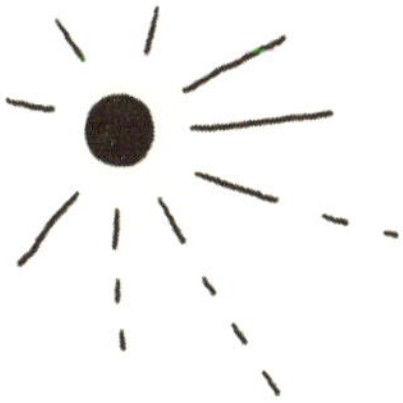



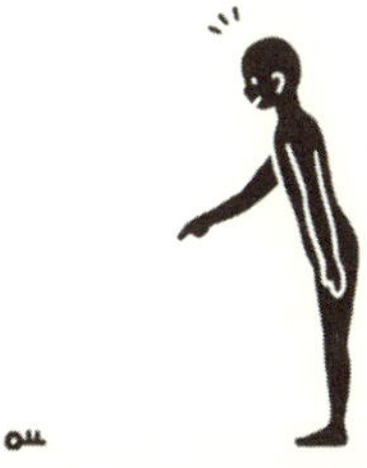

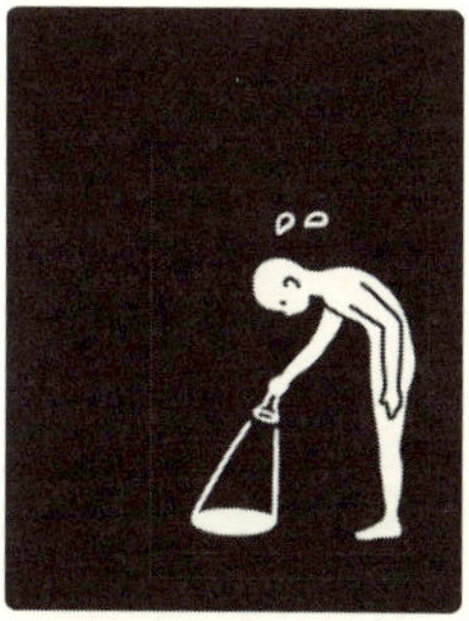

# 56 正しいココロ／カラダ

## 「正」は、一に止めると書いています

真の正しさとは何か――この手の論議はたいてい決着がつかないことになっています。通常論議される「正しさ」が、実はルール上の問題を問うているからです。

野球の試合で竹刀を使ってはいけないし、剣道の試合にバットを持ち出してはいけない。野球ではバット、剣道では竹刀を使う――は、正しいかと問われれば、いちおう「正しい」とお答えすることができます。

それが、ルールで決められているからです。

では、殺人は正しいか、は、どうでしょう。

平和な世の中での殺人は「正しくない」というルールがあります。ところが、いったん戦争が始まると、任務、正当防衛といった言葉に置きかえられ、殺人が結果的に「正しい」となることがしばしばです。

戦争であろうとなかろうと、とにかく殺人は正しくない――のか、任務や防衛のためであれば仕方がない。時と場合によっては正しい――のか、あるいは、戦争中、敵国の兵士に目の前で家族全員をなぶり殺された人が、防衛のさなか、おもわず敵国の兵士を殺してしまった場合はどうなのか。

ルールで決められたことにかんしては、だれもが「正しい」「正しくない」と答えることができたのですが、そのルールも、時と場合によってどんどんと変化していきます。最後には、正しいとすれば正しいが、正しくないとすると正しくない、などといった、なんともまぬけな「正しさ」の正体に驚かされます。

この世に、本当の正しさなどあるのでしょうか。あるとするならば、その「正しさ」とは、いったいどのようなものなのでしょうか。

「正」という文字は一に止めると書いています。ひょっとすると、「正しい」とは、二つ、三つ、四つと分けていくことを止めにして、ひとつのままにつないでおくことを示しているのかもしれません。



正しさとは？

正＝一＋止

「正しさ」とは、○／×というように、物事を二分化、あるいは多分化していくような判断を停止すること ―― そのように想定してみると、ことの善し悪しは別として、分かることは正しくなく、分からないことが正しいという、とてもシンプルな「正」の定義が思い浮かびます。

「正しさ」とは、つながり続けるもの。

「正しさ」とは、分別しないこと。

「正しさ」とは、すべての事象を同一と観《み》ること。

善悪、貧富、美醜、正誤、健康と病気、そして生死 ―― 対立するかに映るすべての事象は、じつはつながり続け、互いを支え合い、一方を欠いては、他の一方も成り立たないこと。

「正しい」をそのように捉えてみることで、自分（ワタシ）のココロ／カラダは、ずいぶんと軽くなりました。



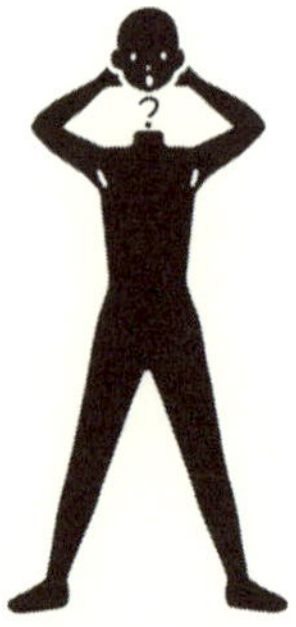

## ◇とつぜんの問題◇

文章を読んで、正しい方をお答えください。

・「晴れの日がよい」という人と、「雨の日がよい」という人の、どちらの意見が正しいか。

・同じ人のことを、Ａさんは「いい人」と言い、Ｂさんは「悪い人」というが、どちらの言い分が正しいか。

・北極に暮らす人は「１０度の水は温かい」といい、赤道に暮らす人は「１０度の水は冷たい」と言うが、どちらの感覚が正しいか。

・「８月は暑い」という北半球の人と、「８月は寒い」という南半球の人の、どちらの言い分が正しいか。

・旱魃《かんばつ》の雨を「恵みの雨」と言い、洪水の雨を「呪いの雨」と言うが、どちらの雨が正しいか。

・「地球がまわっている」と言う人と「太陽がまわっている」と言う人の、どちらの考えが正しいか。

・「牛を食べる人たち」と「クジラを食べる人たち」の、どちらの生きざまが正しいか。

・「空気なんかキライ」という細菌と、「空気が大好き」という細菌の、どちらの細菌が正しい生き方をしているか。

・「目で確かめる人間」と「超音波で確かめるコウモリ」の、どちらの確かめ方が正しいか。

・「バカといわれて怒る人」と「バカといわれて笑う人」の、どちらの反応が正しいか。

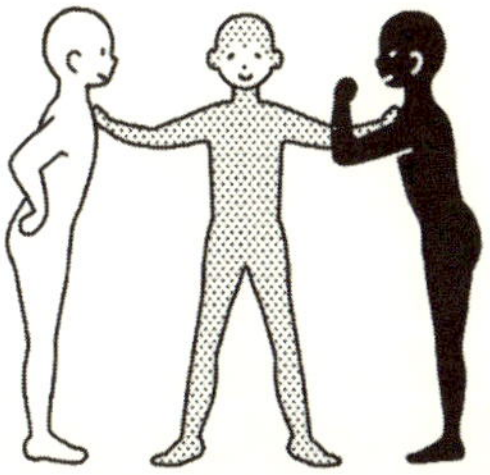

# 57 欲というココロ／カラダ

## 谷の欠けた山などありえません

欲の善し悪しを論じるつもりはありません。しかし、欲は非自然であることは確信しています。「欲」という文字が、そのことを示しています。

谷が欠けると書いて、欲です。その望みが欲望です。しかし、谷を欠いて山や平地がありようのないことくらい、子どもでも承知できる話です。日が沈めば陰は消え、右がなければ左もなく、病気があるから健康があり、生まれるから死ぬ――といった簡単なお話です。

「谷はいらない（谷＋欠）、山だけ欲しい（減るのはイヤ、増えるだけでよい）といくら望んでも、谷が欠ければ自動的に山も消えてしまいます。

欲とは、得るだけ／与えたくない、つめ込むだけ／出したくない――というような、まるで毎日が便秘のような望みです。





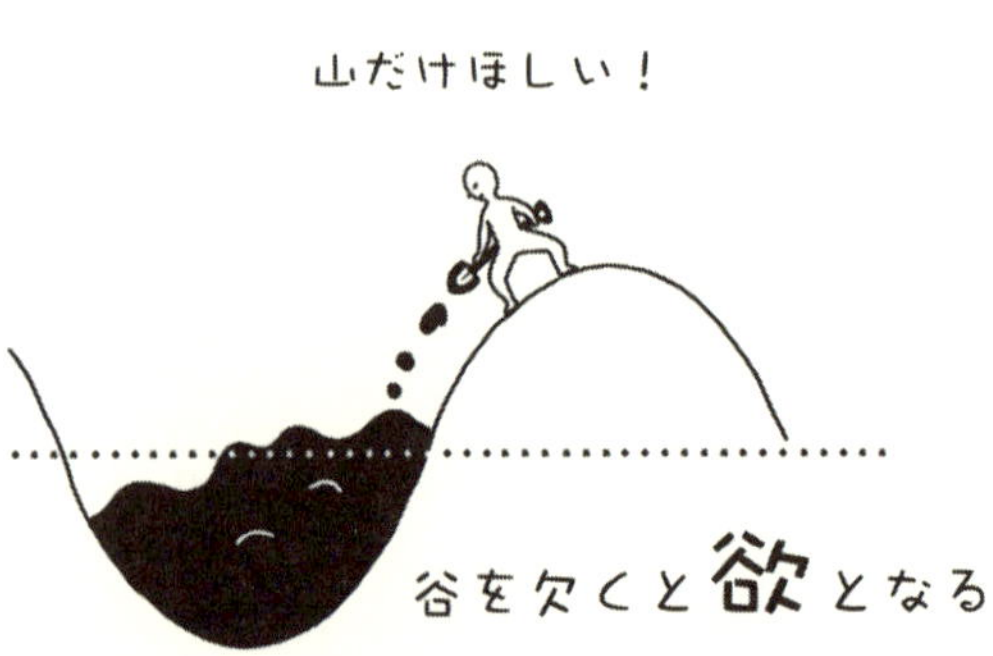

# 58 窓ガラスのようなココロ／カラダ

## 表裏どちらが汚れても景色はよく見えません

透明な窓ガラスも時間がたてば汚れてしまいます。

眺める外の景色はやはり汚れて見えます。光も部屋にうまくさし込みません。そこで窓をみがいてみます。

しかし片面をみがいただけでは、景色はまだ汚れて映ります。

そこで、残された片面もみがいてみます。これでやっと、内外どちらからながめても、すっきり見通せますし、光も十分に差し込みます。

ココロ／カラダの関係は、透明な窓ガラスに似ています。

どちらか片方だけをみがいても、残された片側をなおざりにしていては、すっきりにも元気にもなれません。

――と、えらそうなことを口にしていますが、いくらみがいてもなかなか汚れが取れない自分自身については、とりあえず棚にあげています。

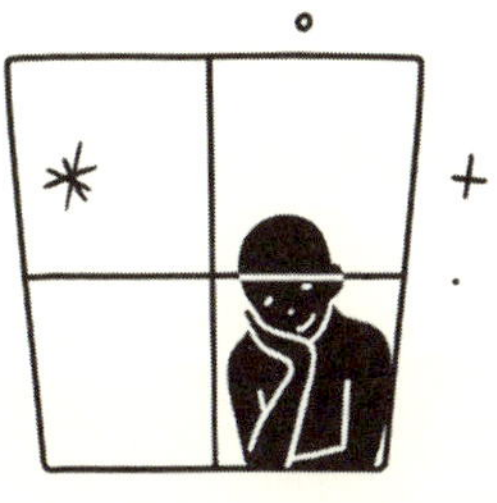

# 59 死ぬるということ

## ずっと死ななかったら困ります

生死はままならない、といいます。確かにそのようです。ですが、その狭間にある人生は、生きざま次第では、なんとかなりそうではないか、という気もしないでもないわけで、どちらかというと「人事をつくして天命をまつ」といったふうに、なんとか生死のはざまを乗り切りたいと願っています。

また、「死ぬるということが果たしてどれほどのものであるのか」を語れるほど、まだまだ経験も時間も足りないことは承知していますが、現時点では、およそ想像の範囲内において、死とは、それほど悪いもんじゃなさそうだ、という気がしています。

周囲のいとしい人々がバタバタと去りゆく中で、自分だけがとり残されるほうが、むしろシンドそうです。



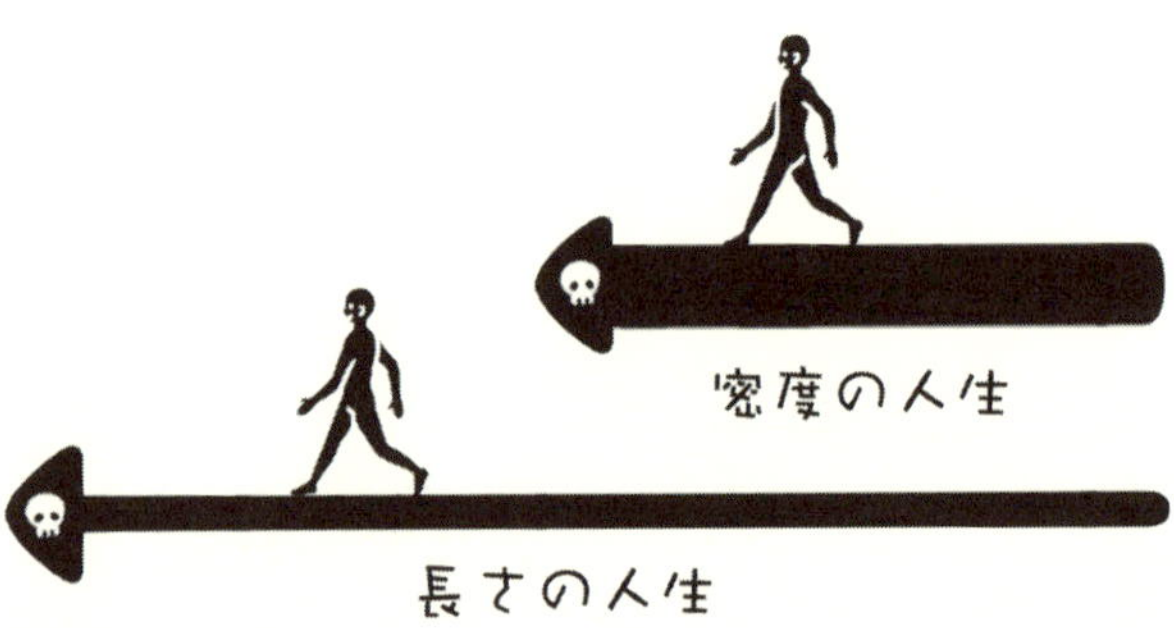

いにしえの人々は、地平線に夕日が赤く染まって沈んでいくさまを称して死＝(一＋夕＋化)としています。

仏教などでも、「死」のことを他の世界に赴くという意味を込めて、他界といったり、往路があれば復路もありということで、往生《おうじょう》などという、おしゃれな言葉を伝えています。

このような言葉ひとつひとつをぼんやり眺めていると、ひょっとすると「一周りしたらもどってくるのか」――などと考えないわけでもないですが、おシャカさまなどの賢い方々が「輪廻の輪からお抜けなさい」と云われていると聞きますから、すなおに「はい」と応えておこうと思います。

世界一の寿命大国といった話なども沸き立っておりますが、ものには長さの評価ばかりではなく、密度の具合といったものもあるわけです。

そういうわけですから、まあ個人的には、「そこそこに加減よく往かせてね」と願っています。



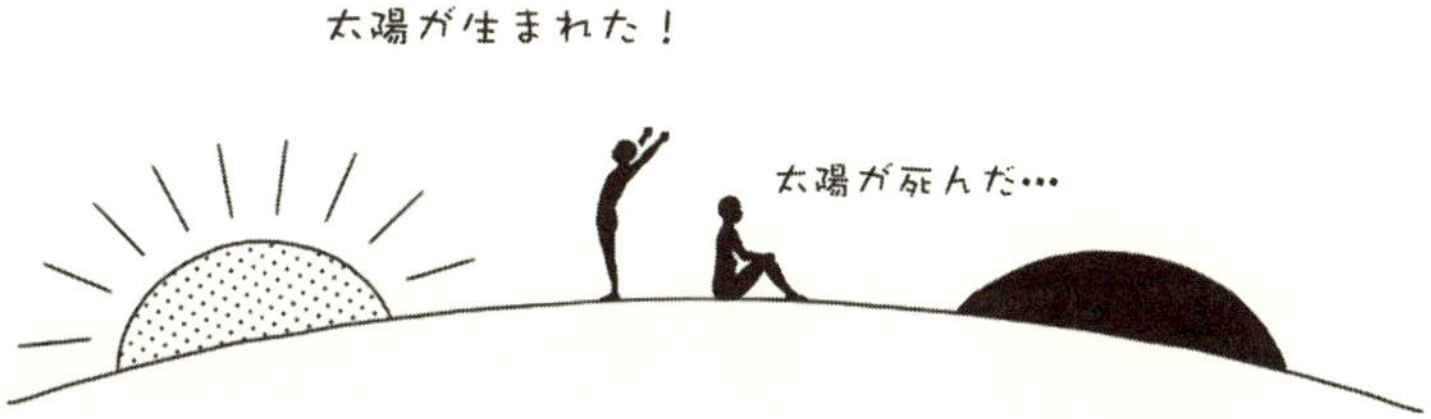
太陽が生まれた！
太陽が死んだ…

# 60 素的《そてき》な人間*

## 加減よく、曖昧に、優柔不断に、流れる命

山の人と書いて「仙人」です。谷の人と書いて「俗人」です。
そして、間（あいだ）の人と書いて「人間」です。

ひょっとすると、仙人でも俗人でもなく、双方の狭間にあって、偏らず、滞らず、固まることなく、ほどよい加減で暮らす人々のことを、いにしえの人々は「人間」と呼んだのかもしれません。
それとも、生と死の間の人ということで「人間」としたのでしょうか。

いずれにしても、自分（ワタシ）という人間は、息を吸ったり分配したり吐いたり、ご飯を食べたり分配したり排したり、何かを感じたり考えたり話したり、寝たり起きたり活動したりと、二つの極とその中央の三つのはざまを、まるで無いものねだりでもするかのように、ゆらぎ、流れ、巡りながら、加減よく暮らしています。



＊素的（そてき）
主（自然）
糸（つながり）
的（みたいな）

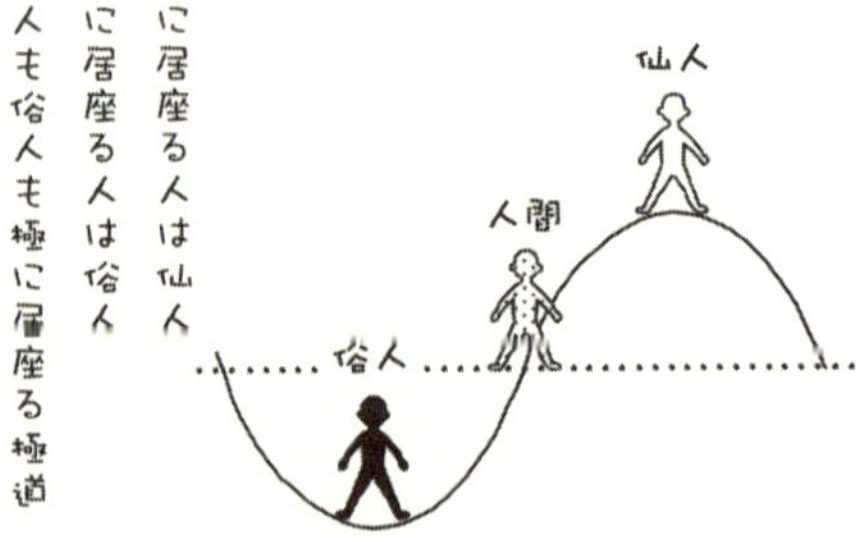
仙人
人間
俗人
山に居座る人は仙人
谷に居座る人は俗人
仙人も俗人も極に居座る極道

そんな人間の頭の中を正面からのぞいてみると、右脳、脳梁《のうりょう》、左脳とよばれる三つの脳が、右から順に並んでいます。右脳はおもに左半身の働きを司り、その特性は空間的・全体的・同時的な傾向にあるとされ、左脳はおもに右半身の働きを司り、その特性は言語的・分析的・逐次的な傾向にあるといわれます。*そして、その中央に左右の脳をつなぐ脳梁があります。

人間の脳がなぜこのような配置となったのか ―― その科学的な根拠は今でも明らかではないようです。その理由はともかくも、世界中の人間が心を込めて何かを願おうとする時、あるいは、死を迎え次の世界へ旅立とうとする時、不思議なことに、国や風土や慣習や宗教や時代の違いといった壁がとりはらわれて、皆が両手を合わせます。

その姿はまるで、日頃は二つに分かれているように振舞っていた右手と左手を合わせることを契機とし、脳の働きをひとつにまとめ、長くどこかに置き忘れていた自然と自分とのつながりという絆を、深く思い起こそうとしているかのようです。

*参考図書
『しぐさでわかるあなたの利き脳』
坂野登著　日本実業出版刊



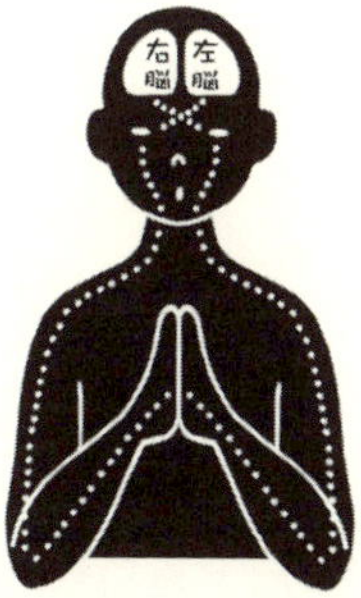

コラム⑪

# ふんわりな言葉、ひとつのつながりの言葉

＊ふんわりな言葉

・さじかげん（さじ加減）
　ほどよく、適度に
・あいまい（曖昧）
　日を愛でるように味わうように
・りんきおうへん（臨機応変）
　変に応じて機にのぞむ
・てきとう（適当）
　ほどよく的を得る
・ゆうじゅうふだん（優柔不断）
　優しく柔らかく断つことなく
・ゆうずうむげ（融通無碍）
　滞らず囚われず自由にのびのび

――などなど。

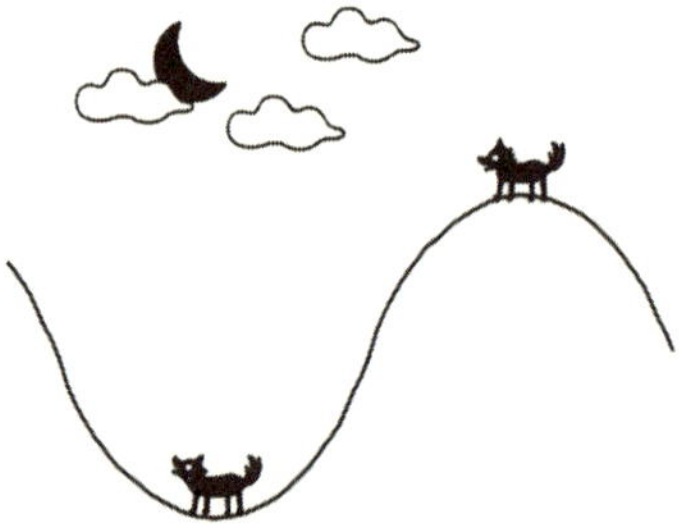

＊ひとつのつながりの言葉や格言

・人生山あれば谷あり
・楽は苦の種、苦は楽の種
・禍福はあざなえる縄のごとし
・上り坂の向の先は下り坂
・満ちれば欠けるは世の習い
・君子危うきに近寄らず、されど
・虎穴に入らずんば虎子を得ず
・栄枯盛衰《えいこせいすい》
・生者必滅《せいじゃひつめつ》
・会者定離《えしゃじょうり》

――などなど。

# エピローグ

そろそろ
おしまい

分ったようで分りません
判りそうで判りません
別れたつもりが別れません
自然はどうにも解りません
自然はふわふわゆらゆらと
流れ移りゆきます

曖昧で適当で
表も裏も分らずのひとつです

そんな自然を知ろうとすればするほどに
言葉で語ろうとすればするほどに
自然はどんどんと遠ざかります

キッパリハッキリは
機械のリズムです
キッパリハッキリと
知りたいのは自分（ワタシ）です
○×、オンオフと
分けるのは機械です
正誤や生死を気にかけるのは
分りたい自分です
偏り、滞り、固まりつつ
知恵や知識をつめこんで
喜んでいたりするのも自分です

無駄に飯を詰め込めば
カラダに脂肪がついて肥満になって
ひとりでは歩けなくなります
しなくてもよいさまざまな
病気にも見舞われます

無駄な知恵や知識を詰め込めば
それが痴恵《ちえ》となり痴識《ちしき》となって
ココロ重く苦しくなります

知れば知るほどに
考えれば考えるほどに
みずから墓穴をほり続け
みずからそこへ落ち込みます

左があるから右がある
光がさすから影ができる
病気をするから健康になる
辛いを重ねて幸になる
生れるから死ぬ

ついでに
腹がへるから飯がうまい

――くらいのことを承知しておけば
人生けっこう気楽です

おしまい

# あとがき

## けっきょく、わかったようでわかりませんでした

三十数年前――。病気によって、次々と別の世界へ旅立っていった兄、母、父たちが、「人はなぜ病気をするのか、死とは何かについて、少しは考えてみろ」と、こちらに残った怠惰なわたしに宿題を残していった――ような気がしました。

学生時代、教科書も開いたこともないような人間でしたから、いきなりの難問を与えられて、以来ずいぶんとあたふたした歳月を重ねてきたように思います。

それでもなんとか近頃になって、ボンクラなりの回答がそろってきたような気になり、このたび、ひとまずの提出とさせていただきました。

ここでもう一度、その要約をならべてみます。

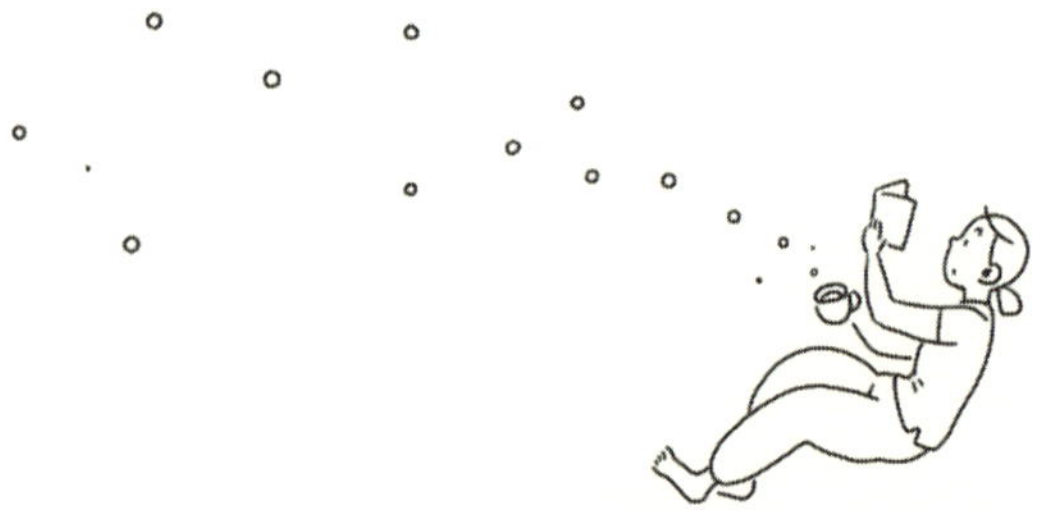

・「病」として対峙していたそのほとんどが、実は「病」ではなく「症」という正しい生体反応であり、排除すべき存在ではなかった。
・不安感、不快感、痛みなどの「症」という正しい生体反応は、生体機能のみだれを知らせてくれる警報であり、守護神であった。
・ところが多くの医師や治療家、そして自分(ワタシ)自身も、この守護神と敵対し、撃退しようとしていた。
・これをあらため、「症」という警報であり守護神であるところの声に素直に耳をかたむけ、痛みをさけながら、心地よく動いたり考えたりすることとした。
・そうしたことで、命のリズムはおのずとバランスをとりもどすことができた。
・自分自身の感覚にすなおにしたがい、痛みなく動き、心地よくくつろぎ、美味しく食べ、いきみなく排し、安らぐ思いで暮らしていけば、カラダ／ココロのバランスは自動的に斉い、これと同時に生命力も高まり、多くの問題がすみやかに改善されていく。

・それぞれの状況に応じて、過不足なく全体のバランスをはかり、ただ淡々と流れていく自然のリズムにあらがわず、自分のリズムを共鳴させていくこと。それが、最も簡単で、確実で、最善な策である。

なんだかなぁ——といった感じです。

古きよりさまざまな言葉で伝えられてきた「自然とのつながりの重要性」や「答えは常に自分と共にあること」を、三十年の歳月をかけて、やっと確信できただけのことでした。

でもまあ、そのおかげで、「何気ないしぐさや動きぐせ」という知らず知らずの動きが、「症」よりも前に現れて、カラダ／ココロを守ろうとしてくれていたことに気づけたのは小さな幸いでした。

さて、さんざん言いたいことを書かせていただいてきましたが、「言語同断」「語るに落ちる」の格言どおり、言葉をつくすほどに、みずから進んで迷路にはまり込んでいく感覚の中での執筆となりました。

「わからない」ことを、言葉という「わける道具」で説明しようとした無謀、乱文、言葉足らずを、どうぞご容赦ください。

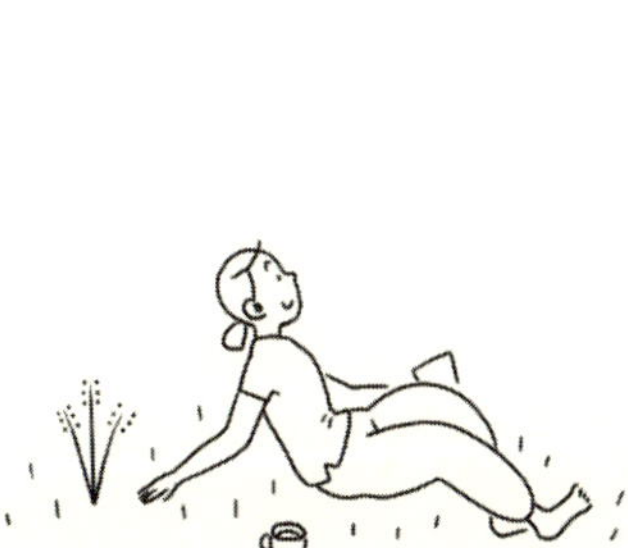

# 参考図書


『標準整形外科』第八版　石井清一／平澤泰介監修　医学書院
『図解生理学』　中野昭一編集　医学書院
『医学大辞典』　南山堂『足の話』著　近藤四郎著　岩波新書『広辞苑』第五版　岩波書店
『漢和大字典』　藤堂明保編　学習研究社
『人はなぜ指を組むのか』　坂野登著　青木書店
『脳バランス力と心の健康』　坂野登著　青木書店
『しぐさでわかるあなたの利き脳』　坂野登著　日本実業出版刊
『新版　姿勢と動作』　齊藤宏・松村秩・矢谷令子著　メヂカルフレンド社
『姿勢美人』　（財）姿勢研究所編　大島正光監修　（株）プラネット
『祭式大成』　男女神職作法篇　小野和輝著　和光社
『作法入門－しきたりと作法－』　小笠原清信著　保育社
『正體術矯正法』高橋迪雄著　谷口書店
『操体法の実際』橋本敬三監修　茂貫雅嵩著　農文協
『生体の歪みを正す』橋本敬三著　創元社
『見返り美人図』　東京国立博物館　館蔵品詳細　http://www.tnm.go.jp/jp/servlet/Con


＊順不同

## 片山賢（かたやまけん）

兄、母、父の病死を立て続けに見送り、怠惰な人生を少々反省。

画家・絵本作家の田島征三氏宅に、足掛け二年間ほど住み込み。

のち、姿勢均整専門学校（現：東都リハビリテーション学園）へ入学し鍼灸免許取得後に整形外科および内科にリハビリ先任者として十数年勤務。

たまたま一九九二年度世界自転車選手権日本ナショナルチーム・トレーナー。ひょんな縁からインドの某ヨーガインスティテュートのスワミジの講演に随行し、一ケ月間ほどヨーロッパ三国（イタリア・スペイン・スロベニア）で実技指導（一九九七年秋）。気概と欲半々ながらに、某スポーツ会社後援で二〇〇四年ＩＨＲＳＡコンベンション（アメリカ）にて本法を中庸姿勢法という名称で公式発表。


おじちゃん、おばちゃん、子ども、お医者さん、オリンピック選手、プロスポーツ選手、ヨーガ指導者など、延べ数十万人をこえる人々の姿勢を拝見。

それまでの通説に反して、人の何気ないしぐさや動きぐせが、姿勢を自動的に斉え、健康維持に多大な貢献を果たしていることを確認・実証。

この反応をＢＢＲ［Balanced -balance response］（くつろぎ反応＋活動反応）とし、子供から高齢者まで誰もがひとりで無理なくできる体操として体系化。身の程を省みず、マイペースで適当に、国内外に向けて発信中。

わかったようなわからない話が好き。人生の反省足らず、いまだむだ口をすべらす自分に沈んだり浮かんだり。死ぬまでにはなんとか ―― という思いで、自然を師匠とあおぐ日々。

■自然な姿勢の斉《ととの》えかた



二〇一〇年三月三十一日 第1刷発行
二〇一一年三月十日 第2刷発行
二〇一七年九月九日 第3刷発行

編集——天野由里子／木村圭以子
イラスト——えいりん
発行所——コスモス・ライブラリー
発行者——大野純一
〒113-0033 東京都文京区本郷 3-23-5
ハイシティ本郷 204
電話：03-3813-8726
Fax：03-5684-8705
e-mail：kosmos-aeon@tcn-catv.ne.jp
http://www.kosmos-lby.com/
郵便振替：00110-1-112214
発売所——星雲社
〒112-0012 東京都文京区水道 1-3-30
電話：03-3868-3275
Fax：03-3868-6588
印刷／製本——モリモト印刷
ISBN978-4-434-14404-2 C0011
定価はカバー等に表示してあります。